# 둘체질침 임상치법:

## 오행혈 둘 세트로 만병통치

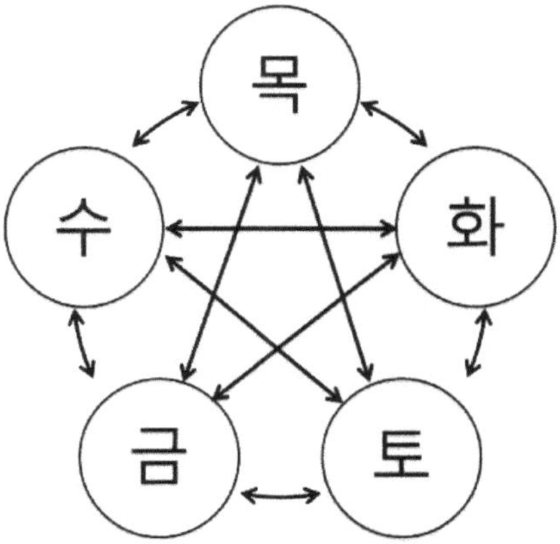


천부혈의 치료 효험을 경험해 보세요!



ISBN: 979-8-3485-5479-8

Q: 천부혈은 통증과 다른 질병들을 포괄적으로 치료하나요?

A: 그렇습니다. 천부혈을 활용하는 둘체질침법은 그 자체로도 매우 효과적이며, 빠르고 간단하게 환자들을 행복하게 할 수 있습니다!

매우 쉽기 때문에 바로 시행할 수 있습니다.

둘체질침이 혁신적인 임상침법인 이유는 다음과 같다:

- 두 가지 오행혈 세트 중 하나만 선택 가능하다.
- 오로지 다섯 개의 혈자리만 자침한다.
- 동일한 혈자리를 다른 시간대에 반복할 수 있다.
- 동일한 혈자리를 다른 질병에도 활용할 수 있다.
- 동·서양의 진단이 필요 없다.
- 얇은 침으로도 두꺼운 침과 같은 효과를 볼 수 있다.
- 다른 침법과 상호 보완이 가능하다.
- 혈자리는 손과 팔, 발, 다리에서 쉽게 찾을 수 있다.

이 책은 세 가지 고정관념을 수정한다:

관념 #1 –
양경락 오행의 배열은 금(金) → 수(水) → 목(木) → 화(火) → 토(土)의 순서만을 따르고, 음경락은 목(木) → 화(火) → 토(土) → 금(金) → 수(水)의 순서로만 흐른다.

관념 #2 – 질병은 해당 경락과 직접적으로 연계가 있다.

관념 #3 – 한의사가 수동으로 치료 혈자리를 보/사하는 역할을 한다.

# 목차

# 감사의 글

먼저 저의 삶의 과정과 더불어 그에 따른 성장을 항상 믿어 주신 부모님께 깊은 감사를 드립니다. 그리고 저의 임상 연구에 참여해 주신 환자분들께도 감사드리며, 변함없는 지지를 보내주신 오지 오스바켄 Ozzy Osbakken, 또한 인간의 삶의 의미가 건강과 밀접한 관계가 있음을 깨닫게 해준 엘비라 윌슨 Elvira Wilson, 그리고 이 책의 검토와 격려를 아끼지 않은 조이스 캐러웨이 Joyce Carraway 께 특별히 감사를 전합니다. 아울러 이 책을 포함하여 다른 저서들 《사상체질 식이요법》, 《사상체질침법: 사상체질 진단과 사암침》의 편집을 도와준 에릭 왕 Eric Wang 께도 진심으로 감사드립니다.

# 저자 소개

데이비드 리(이용한) David Lee 한의학박사는 1972 년 생으로 캘리포니아 얼바인대학교 University of California, Irvine 에서 심리학 학사 학위를 취득하였고, 대학 졸업 후 1999 년에는 황제 한의대학에서 한의학 석사 학위를. 2006 년에는 캘리포니아 플러튼에 위치한 American Liberty 대학교에서 한의학 박사 학위를 취득하였다. 그후 캘리포니아의 마리나 델 레이에 위치한 다니엘 프리먼 병원과 UCLA Arthur Ashe 학생 건강 센터에서 현장 인턴십 과정을 마쳤으며, 2000 년 한의사를 시작으로 현재에 이르고 있다.

2023 년- 20256 년까지 재미한의사협회 회장직을 맡고 있다. 세계 여러나라를 다니며 한의학 전수를 위해 분주히 활동하고 있다.

# 서문

둘체질침은 그 치료를 통하여 증상을 완화시키는 뛰어난 효과를 제공한다. 둘체질은 침법이 발달한 이래 개발된 방법 중 사용자에게는 가장 친화적이고 체계화된 프로토콜이라고 할 수 있다. 나아가 접근성이 높고 간단함은 물론 매우 효과적이기 때문에 그 이점을 손쉽게 경험 할 수 있다. 침법 역사상 이렇게 간단하게 치료 적용 할수있는 침법은 없었으며 10 년 동안 3,500 명 이상의 환자에게 사상체질 침법(FCA)을 독점적으로 사용한 결과, 두 가지의 오행 혈자리가 양경락과 음경락 각각에서 나타나는 새로운 독특한 패턴을 발견하였는데 이 두 오행 혈자리는 각각 5 개의 혈자리로만 구성되어 있다. 즉, 능숙하게 활용하기 위해선 10 개의 혈자리만 알면 되는 것이다.

이 두 오행의 혈자리만으로도 많은 통증과 기능적인 장애들을 치료할 수 있으며, 이는 환자를 위한 향상된 결과를 제공하는 본질적인 요소들로 정제된 기법이다.

둘체질침의 효과는 다른 원거리 침법과 동일하지만 몇 가지 중요한 차이점이 있다. 동·서양의 어떤 질병 진단도 필요 없으며, 천부혈은 자연 포괄적이므로 다른 침법의 혈자리보다 다양한 문제에 더 많은 도움이 될 수 있다. 더 중요한 것은 환자에게 있어 적절한 혈자리를 선택시 단 두 가지 침법 공식만 있다는 점인데 이것은 다시 말해, 한의사는 두 가지 오행혈 세트 중 첫 번째 세트의 혈자리 치료 결과를 다른 세트와 비교하기만 하면 된다. 세 번째 세트는 시행하지 않으며, 20 명의 환자에게 둘체질침법을 시도해 보면 이 두 가지 오행혈 세트로 모든 문제를 치료할 수 있다는 것을 증명하게 될 뿐만 아니라, 다양한 질병을 치료할 수 있는 것을 확인하게 될 것이다.

둘체질침은 인도, 그리스, 로마, 동아시아로 통하는 관문이라 할 수 있는데 이는 독립된 이론으로 만들어진 독립 치료 프로토콜이 아닌 체질론으로의 확장은 물론 아시아 의학의 기초를 나타낸다. 체질 의학은 대표적인 전체론적 이론 및 치료법 중 하나로 자연 의학을 기본 전제로 한다. 둘체질침은 사상 체질의학의 전신으로 둘체질침법을 알게 되면 한국에서 활용되는 사암침법, 사상 의학 및 사상 체질 식이요법, 인도의 아유르베다(Ayurveda), 그리스/로마의 유나니(Unani)를 활용하여 다양한 건강 문제를 치료하는 데 도움이 될 것이다. 둘체질침이 유용하다고 생각되면 건강, 웰빙, 장수를 위한 추가적인 지원으로 의학으로의 역량을 확장할수도 있다. 물론 아유르베다(Ayurveda)와 유나니(Unani)가 한의학과 거리가 있지만 둘체질침은 사상의학과 이들을 직접적으로 연계시킨다.

둘체질침의 고유 장점은 친화적인 학습과 더불어 사용의 용이성, 예측, 반복, 측정 가능성에 있다. 이외에도 더 많은 장점이 있다.

첫째, 둘체질침은 다른 침법과 함께 사용할 수 있어 치료 효과를 더욱 향상시킬 수 있으며 두피, 귀, 국소침과 같은 다른 침법과 함께 적용될 때 한의사의 다재다능함을 확장시킨다.

둘째, 이 침법은 다른 의학과 상호 보완하여 사용할 수 있다. 둘체질침 치료는 질병을 악화시키지 않고 다른 치료와 마찰이 없는 안전한 치료법이기 때문이다. 예를 들어, 처방전, 화학 요법, 방사선 요법과 동시에 사용할 수 있고 이러한 통합적인 편리성은 많은 의료 분야에도 적용될 수 있다. 병원과 클리닉을 예로 내분비학, 위장병학, 내과, 산부인과, 작업 치료학, 종양학, 정형외과, 물리치료, 정신과, 스포츠 의학 등에서 입원 및 외래 환자 모두에게 이 침법을 활용할 수 있을 뿐만 아니라 군인, 스포츠 선수, 일반 대중에게도 병원, 사무실, 심지어 현장에서 둘체질침 치료를 쉽게 받을 수 있다. 전 세계의 원주민들도 이러한 자연 치유 방법을 활용하고 그들의 생활 방식을 보존하며 더 넓은 세계와의 연결을 유지할 수 있는 기회를 가지게 된다.

셋째, 둘체질침은 가성비(價性比)가 좋다. 빠른 회복을 통해 의사 방문과 학교의 결석과 직장에서 결근하는 날을 줄여줌과 동시에, 질환과 그에 따른 의료비용을 절감시킬 수 있다.

넷째, 이 침법은 사람들이 활동적인 생활 방식을 유지하는 데 도움을 준다. 신체적으로 어려움을 겪는 사람들은 자신의 민첩성과 이동성을 유지하거나 향상시키기 위해 정기적으로 이러한 침법을 추가할 수 있다. 노인들에게는 일상 생활에서의 활동을 향상시켜 독립적인 생활을 증진시킬 수 있기에 이러한 치료는 거주하는 곳, 노인 생활 시설, 요양원 등 어디에서나 제공될 수 있다.

다섯번째, 둘체질침은 휴대하기에 편리하다. 모든 필요한 물품들이 작은 가방에 들어가며, 치료를 시행하기 위해 침, 알코올, 알코올용 솜, 일회용 용기, 그리고 깨끗한 공간만 있으면 된다. 치료는 거주하는 곳, 노인 생활 시설, 요양원 등 어디에서나 제공될 수 있으며, 한의원으로 굳이 갈 필요가 없다.

마지막으로, 환자의 신체적인 이유로 인한 사생활 침해의 가능성이 전혀 없다. 둘체질침은 사지(四肢)에만 자침을 하기 때문에 쉽게 찾을 수 있고 자극하기 용이하다.

나는 한의사 여러분들이 이렇게 뛰어나고 치료의 효능을 가진 둘체질법을 임상에 활용한다면 보람과 자신감을 가지게 될 것을 확신한다!

2025 년 2 월

이용한 데이비드 리, 한의사

# 서론

한의사들은 임상을 하면서 희망 사항은 어떻게하면 환자들을 좀더 쉽게 그리고 침을 활용한 효과적인 방법으로 치료할 수 있을까? 둘체질침은 이러한 문제에 대해 즉각적이고 지속적인 해답을 제공한다. 즉, 간단하고 사용하기 쉬운 프로토콜을 가지는 것이다. 따라서 저자는 둘체질침이 한의사들의 꿈을 실현하게 해 줄것을 확신한다.

둘체질침 프로토콜의 간결함은 그 설계에 있는데 선택할 수 있는 오행혈 세트는 두 개밖에 없으며, 혈자리는 손과 발에 분포된 오행 혈로 침법의 기초 문헌인 《황제내경》에 자세히 기록되어 있다. 그 효과 덕분에 오수혈은 수 세기 동안 이미 사용되어 왔다.

손과 발에 위치한 혈자리는 접근하기 쉽다. 환자들은 팔 소매를 걷어 올리거나 바지를 올리고 편안하게 누운 자세로 치료를 받으면 되므로 편리하고 효율적이다.

이 혈자리를 사용시 장점은 광범위하며, 침으로 치료할 수 있고 거의 모든 증상을 다루며, 통증과 염증부터 장기 및 샘 기능 장애까지 둘체질침은 관련 없는 여러 증상들을 동시에 해결할 수 있는데, 예를 들자면 편두통, 요통, 발목염좌, 천식, 갱년기 증상 중 열감을 겪고 있는 환자에게 동일한 둘체질침 혈자리를 사용하여 동시에 치료할 수 있다. 이 혈자리는 마스터 스위치처럼 작용하여 전신에 영향을 주며, 신체는 증상들을 치료에 있어 더 효율적으로 인식할 수 있게 된다.

모든 한의사는 둘체질침법의 이론과 실습을 쉽게 이해할 수 있다. 이 책에 설명된 개념을 이해하게 되면, 프로토콜을 간단하게 임상에서 활용 적용 할 수 있으며, 결과는 즉각적이고 현저한 치료 효능으로 큰 보람을 가지게 될 것이다.

# 제 1 장: 천부혈

둘체질침의 프로토콜은 많은 환자분들께 치료를 통해 그들의 고통을 즉시 완화를 시키고 지속적인 효과를 낼 수 있는 신뢰할 수 있고 강력한 해법을 제시한다. 제 1 장에서는 둘체질침의 이론과 통계적인 효능에 대해 소개하고, 제 2 장에서는 둘체질침의 단계별 프로토콜을 제시하며, 제 3 장에서는 혈자리의 위치를 설명하고, 마지막 제 4 장에서는 둘체질침이 통증 및 질병의 치료를 위해 임상에서는 어떻게 적용되는지에 대한 설명을 제시 하였다.

## 두가지 오행 순서 세트

음경과 양경에 각각 두 가지의 오행순서를 합치게 되면 네 가지의 방법이 탄생된다.

둘체질침법은 다섯 개의 천부혈에 자침을 한다. 여기서 한의사는 두 가지 원칙만 따르면 되는데, 첫 번째로 음경과 양경 각각 두 가지 유형의 오행 순서가 있으며, 이 중 하나의 순서를 사용하는 것이 개인에게 더 효과적이고, 두 번째는 천부혈만 사용한다.

이 두 가지의 오행혈 순서는 체질적으로 구별된다. 사람이 태어나면 하나의 오행혈 순서의 흐름이 있는 경락이 있으며, 이러한 순서는 평생 동안 동일하게 유지되고 다른 방향으로 바뀌지 않는다. 태어날 때부터 개개인이 이 두 가지 오행혈 순서 중 하나에 더 잘 반응하는 고유한 체질을 가지고 있으며, 이 외에 동·서양 진단과 질병 또는 불균형에 대한 진단을 하지 않아도 되는데 이는 사용하게 되는 혈자리가 오행혈 두 세트 뿐이기에 진단 감별이 필요 없게 되는 것이다.

천부혈은 심리적이고 생리적, 신체적 단계에서 인체를 구성하는 주요 오행을 대표한다. 목(木) , 화(火) , 토(土) , 금(金) , 수(水)를 이루는 오행은 동양철학에 따르면 오행은 인간을 포함한 우주의 전체를 구성하고 이는 수많은 부분으로 이루어진 범주에 이른다. 마찬가지로, 오행혈은 수많은 증상에 영향을 주는 네트워크의 교점(交點)으로써 네트워크 구조가 인체의 시스템과 같이 서로 협력하도록 설계되었기 때문에 결과는 좋을 뿐만 아니라 부작용이 없다. 사람의 몸과 마음이 연관되어 있기 때문에 이 오행의 역할을 명확하게 이해하기는 어렵기에 서로를 구분하는 것은 아직 확실하지는 않다. 하지만 다행히도 고대인들은 우리를 위해 사지에 이러한 오행에 효과를 주는 혈자리를 이미 발견했고, 오늘날 우리는 그런 혜택을 누리고 있는 것이다.

천부혈은 해당 경락과 동일한 오행의 속성을 가진 혈자리로 정의할 수 있는데 즉, 목(木)경락에는 목혈(木穴)이, 화(火)경락에는 화혈(火穴)이 있는데, 예를 들어, 손가락이나 발가락 끝에서부터 팔꿈치나 무릎 방향으로 이어지는 금(정) → 수(형) → 목(수) → 화(경) → 토(합) 순서에 따르면, 양곡(SI5)혈은 화(火)경락에 속한 화혈(火穴)이기 때문에 천부혈인 것이다. 양곡(SI5)혈은 오행과 경락 모두 화(火)를 상징하므로, 소택(SI1, 화경(火經)의 금혈(金穴)), 전곡(SI2, 화경(火經)의 수혈(水穴)), 후계(SI3, 화경(火經)의 목혈(木穴)), 소해(SI8, 화경(火經)의 토혈(土穴))과 같은 일반적인 오행혈보다 치료 효과가 더 강하다.

## 전형적인 두 가지 오행 순서

아래는 일반적인 오행혈의 순행법이다.

오행혈은 정(井), 형(滎), 수(兪), 경(經), 합(合)으로, 모두 사지(전완, 하퇴(下腿), 손, 발)에 위치해 있다. 이 다섯 개의 혈자리는 각각 '금행 배열' (금(金) → 수(水) → 목(木) → 화(火) → 토(土)) 또는 '목행 배열' (목 (木) → 화(火) → 토(土) → 금(金) → 수(水))로 흐르며 이 배열들은 손가락이나 발가락 끝에서 팔꿈치나 무릎 방향으로 이어진다. 금행 배열과 목행 배열은 한 유형의 패턴을 다른 유형과 구분하기 위한 두 가지 새로운 용어로, 고대나 현대의 문헌에서는 사용된 적이 전혀 없다.

금행 배열은 오행으로 구성된 연속적인 흐름을 나타내는 용어로, 금(정) → 수(형) → 목(수) → 화(경) → 토(합)의 순서로 이루어져 있다. 정금혈(井金穴)혈에서 시작하여 합토혈(合土穴)로 끝이난다.

마찬가지로, 목행 배열은 오행으로 구성된 흐름을 나타내는 용어로, 목(정) → 화(형) → 토(수) → 금(경) → 수(합)의 순서로 이루어져 있으며, 이 순서는 정목혈(井木穴)에서 시작하여 합수혈(合水穴)로 끝나게 된다.

*그림 1: 양경락의 전통적인 천부혈*

| **천부혈 금순서** | **오행** |
|---|---|
| 상양 LI1 | 금 (정井) |
| 족통곡 UB66 | 수 (형滎) |
| 족임읍 GB41 | 목 (수輸) |
| 양곡 SI5 | 화 (경經) |
| 족삼리 ST36 | 토 (합合) |

위 차트에는 주요 양경락의 천부혈 다섯 개가 나와 있다. 모든 고대 및 현대 문헌에서 오행의 순서는 각각 정형수경합 순서로 금 → 수 → 목 → 화 → 토이다. '금순서'라는 용어는 정혈에서 금으로 시작하여 합혈에서 토,로 끝나는 오행 순서를 줄여서 표현한 것이다.

*그림2*

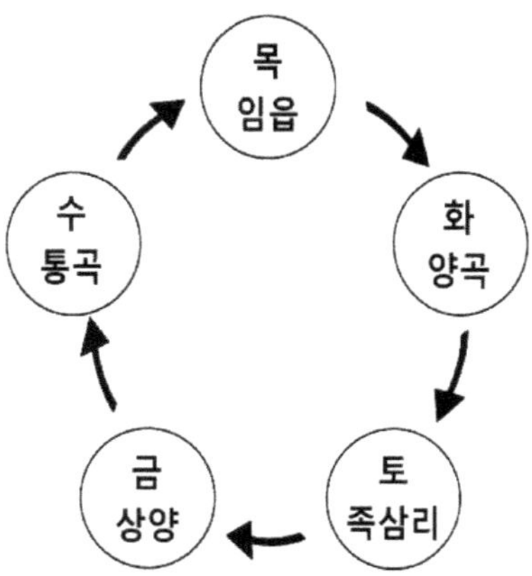

*그림3*

## 양천부혈 금순서형

| | 금 → | 수 → | 목 → | 화 → | 토 |
|---|---|---|---|---|---|
| 대장 | 상양 | 이간 | 삼간 | 양계 | 곡지 |
| 방광 | 지양 | 통곡 | 속골 | 곤륜 | 위중 |
| 담 | 규음 | 협계 | 임읍 | 양보 | 양릉천 |
| 소장 | 소택 | 전곡 | 후계 | 양곡 | 소해 |
| 위 | 여태 | 내정 | 함곡 | 해계 | 족삼리 |

*위 그림에서 나타낸 바와 같이, 천부혈은 상양 (금정), 족통곡 (수형), 족임읍 (목수), 양곡 (화경), 족삼리 (토합)이다.*

*그림4*

## 양경 오수혈 금형

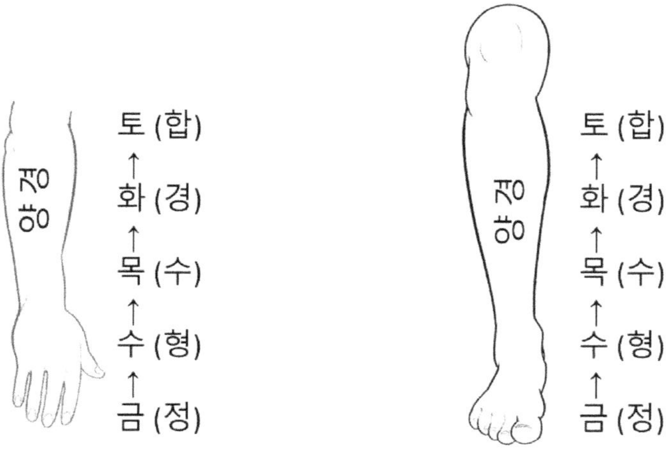


*양경락인 대장, 방광, 담, 소장, 위의 오행혈에 대한 금순서*

아래 표에는 주요 음 경락의 천부혈이 나와 있다. '목순서'라는 용어는 정혈에서 목으로 시작하여 합혈에서 수로 끝나는 오행 순서를 줄여서 표현한 것이다.

*그림 5: 음경락의 전통적인 천부혈*

| 목순서의 천부혈 | 오행 |
|---|---|
| 대돈 LR1 | 목 (정井) |
| 소부 HT8 | 화 (형滎) |
| 태백 SP3 | 토 (수輸) |
| 경거 LU8 | 금 (경經) |
| 음곡 KD10 | 수 (합合) |

모든 현대 및 고대 문헌에서 오행의 순서는 각각 정형수 경합에 따라 목 → 화 → 토 → 금 → 수이다.

*그림6*

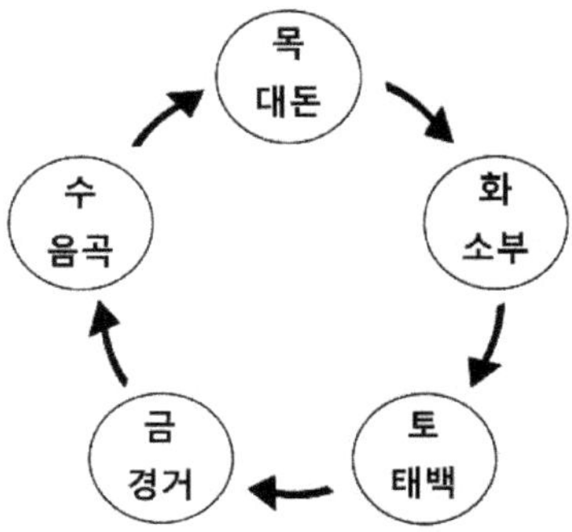

*그림7*

## 음천부혈 목순서형

**목 → 화 → 토 → 금 → 수**

| | | | | | |
|---|---|---|---|---|---|
| 간 | (대돈) | 행간 | 태충 | 중봉 | 곡천 |
| 심 | 소충 | (소부) | 신문 | 영도 | 소해 |
| 비 | 은백 | 대도 | (태백) | 상구 | 음릉천 |
| 폐 | 소상 | 어제 | 태연 | (경거) | 척택 |
| 신 | 용천 | 연곡 | 태계 | 복류 | (음곡) |

*음경락의 천부혈은 대돈 (목정), 소부 (화형), 태백(토수), 경거(금경), 음곡 (수합)이다.*

*그림8*

## 음경 오수혈 목형

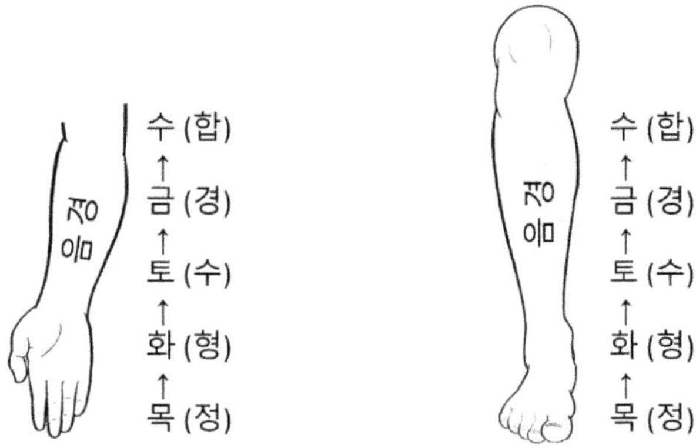


*음경락인, 간, 심장, 비장, 폐, 신장의 오행혈에 대한 목순서*

## 새로운 두 가지 오행 순서

앞서 언급한 양 경락의 금순서와 음 경락의 목순서만이 존재하는 유일한 패턴은 아니다. 이 책에서는 이러한 두 가지 순서가 양경락과 음경락 모두에서 발생할 수 있음을 제안한다. 이 두 가지 새로운 패턴은 임상적으로 테스트하므로 검증되었으며, 아래에서 논의된다.

**통념 #1: 양 경락의 오수혈은 금→수→목→화→토의 순서만 가지며,**

**음 경락은 목→화→토→금→수의 순서만 가진다.**

**답변: 음과 양 경락 모두 금→수→목→화→토의 순서와**

**목→화→토→금→수의 순서를 가진다.**

목순서와 금순서는 음경락과 양경락 모두에서 발생한다. 전통적으로 알려진 대로 음경락에서는 오직 목순서 패턴만 있고 양경락에서는 오직 금순서 패턴만 있는 것이 아니라, 음경락에서는 금으로 시작하고 양 경락에서는 목으로 시작할 수 있다. 따라서 오수혈 배치에서 네 가지 순서가 존재한다.

다시 말해, 음과 양 경락 모두에서 오수혈에서 목순서인 목(정) → 화(형) → 토(수) → 금(경) → 수(합)이 존재한다. 또는, 음과 양 경락 모두에서 금순서인 금(정) → 수(형) → 목(수) → 화(경) → 토(합)도 존재한다. 이 확장된 오수혈 명칭은 1999 년에 발표되었으며, 침 치료 분야의 한국

학자인 이동웅씨로부터 소개받았다. 이 두 가지 대체턴은 나의 환자 중 30%에서 존재하는 것으로 임상적으로 검증되었다.

*그림 9: 이동웅의 대체 천부혈*

| 오행 | 목순서 | 금순서 |
|---|---|---|
| 목 | 족규음 GB44 | 태충 LR3 |
| 화 | 전곡 SI2 | 영도 HT4 |
| 토 | 함곡 ST43 | 음릉천 SP9 |
| 금 | 양계 LI5 | 소상 LU11 |
| 수 | 위중 UB40 | 연곡 KD2 |

*그림10*

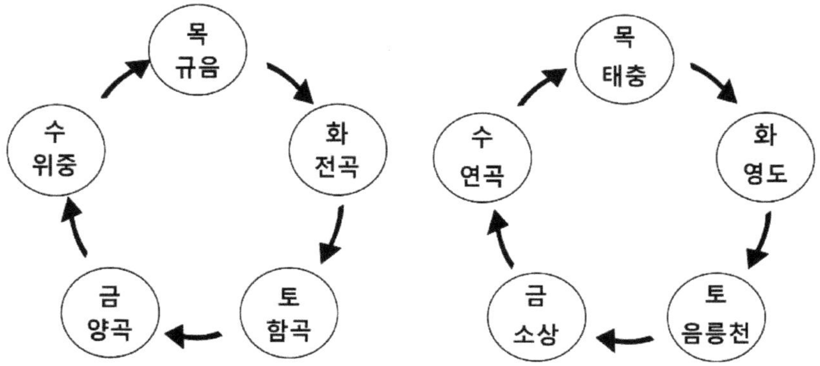


*인구의 약 30%는 그들의 천부혈 위치가 나머지 70%의 대다수와 다르다. 새로운 양 천부혈은 족규음 (목), 전곡 (화), 함곡 (토), 양계 (금), 위중 (수)의 금순서에 있고, 새로운 음 천부혈은 소상 (금), 연곡 (수),태충 (목), 영도 (화), 음릉천 (토)의 금순서에 있다.*

*그림11*

## 양경 오수혈 목형

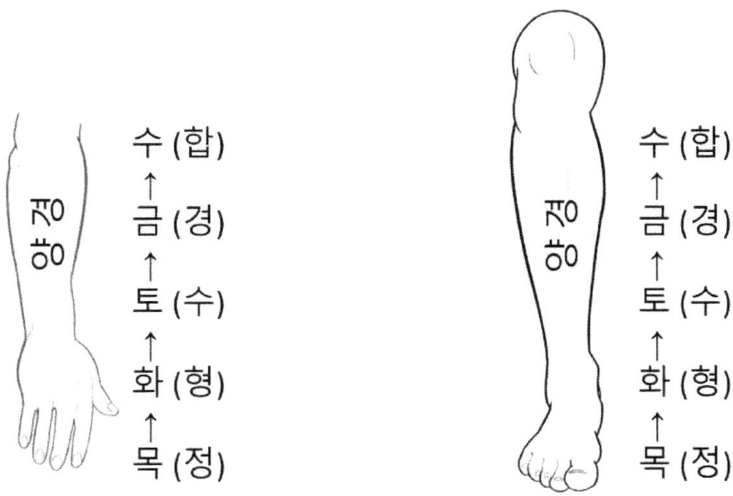


*양경락인 담, 소장, 위, 대장, 방광경의 오수혈 대체 목순서*

*그림12*

# 음경 오수혈 금형

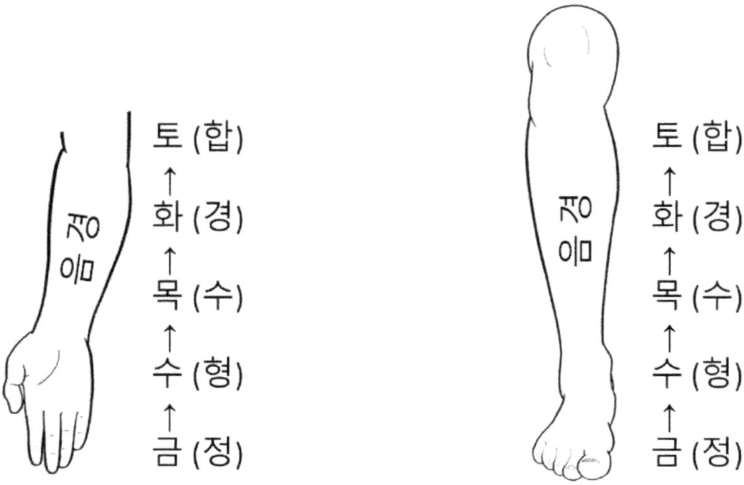


*음경락인 폐, 신장, 간, 심장, 비장경의 오수혈 대체 금순서*

천부혈은 매우 전체적이며, 증상, 징후 또는 질병을 직접적으로 목표로 하지 않는다. 이들의 영향력은 매우 포괄적이어서 하나의 경락을 넘어서는 효과를 발휘하는데, 오히려 이 천부혈은 오행을 통해 경락을 통합한다.

**통념 #2: 질병은 관련된 경락과 직접적으로 관련이 있다.**

**답변: 간접적으로 관련된 경락의 치료도 관련된 경락과 동일한 개선 결과를 가져온다.**

## 경락 감별 진단 불필요

둘체질침법은 매우 포괄적이어서 각 장기와 관련된 경락 이론을 포함한 감별 진단이 필요하지 않는다. 주요 경락과 관련된 모든 상태를 치료하기 때문에, 다양한 경락의 기능을 구별할 필요가 없다.

어떤 경락에서 발생하는 문제도 둘체질침 만으로 치료할 수 있다. 예를 들어, 족양명위경락에 특화된 증상과 징후들은 담경, 소장경, 대장경, 방광경 또는 간경, 심경, 비경, 폐경, 신경의 모든 천부혈을 사용하여 잘 치료된다. 이러한 혈들은 어떤 체질에도 적용되며, 경락은 몸 안에서 다양한 사건을 구성하는 기능의 집합이지만, 둘체질침법의 효과는 단일 경락보다 더 포괄적이다.

천부혈은 오행을 가장 대표하는 혈자리이다. 특정 경락을 목표로 하지 않아도 온몸의 균형을 재정립하는 데 매우 강력한 효과를 발휘한다.

## 음양 감별 진단 불필요

경락뿐만 아니라 양혈과 음혈의 차이조차 구별되지 않는다. 둘체질침은 어느 한쪽의 천부혈을 사용하더라도 동일한 결과를 얻을 수 있다. 문제의 성질이 음이든 양이든, 두 종류의 혈을 사용하여 모두 잘 개선된다. 양 문제는 양혈과 음혈을 사용해도 동일하게 개선되며, 반대로 음 문제도 양혈과 음혈을 사용해도 똑같이 개선된다. 따라서 둘체질침은 양 또는 음혈을 통해 양과 음 문제 모두를 동일하게 잘 해결된다.

양혈과 음혈이 동일한 적응증을 가진다는 생각은 양과 음의 기본 개념에 도전하기 때문에 불안감을 줄 수 있다. 질병이 양 또는 음과 어떻게 관련되는지는 고대부터 이어져 온 이분법적 관점이다. 이는 동양 의학에서 매우 기본적인 전제이므로, 양과 음의 개념은 유연하고 적응할 수 있는 능력에서 강점을 가지고 있다. 이러한 이유로 이들을 무시하는 것은 직관에 반하며, 부적절하게 보일 수 있다. 그러나 현실은 양혈이 음혈처럼 음 문제와 양 문제 모두를 동등하게 치료할 수 있다는 것이다.

## 오행 감별 진단 불필요

목, 화, 토, 금, 수의 오행조차 서로 구별되지 않는다. 예를 들어, 목혈은 수혈만큼 효과적이다. 체질적으로 그들이 가장 잘 반응하는 오행의 하나이지만, 어떤 오행이 가장 좋은지 모르더라도 모든 오행에 대한 자극을 제공하는 것만으로도 가장 반응성이 높은 오행혈을 목표로 할 뿐만 아니라 다른 오행행의 혈점을 활용하여 전체 몸이 스스로 치유하는 데 도움을 줄 수 있다. 모든 오행에 동시에 이점이 있으므로, 전체적인 영향력은 더욱 포괄적이다.

## 둘체질침은 다양한 문제를 치료한다

둘체질침은 침 치료로 알려진 다양한 통증과 질병을 치료한다. 이는 하나의 원인이나 여러 원인에서 발생한 심리적, 생리적, 신체적 문제를 동시에 다루며, 이러한 문제가 위치, 유형 또는 시간에 따라 서로 다른 경락과 관련되어 있더라도 개선 효과는 동일하다.

다음은 둘체질침으로 효과적으로 치료되는 일반적인 질환들이다:

- 불안 및 우울증
- 화학요법 및 방사선요법 부작용
- 화학 의존증
- 두통 (긴장성 두통, 편두통, 군발두통)
- 열감
- 근골격계 통증
- 메스꺼움 및 구토
- 신경병증
- 신체적 외상
- 임신 관련 문제 (아기 엉덩이 위치, 자궁 경부 개대 지연, 진통, 메스꺼움 및 구토, 조기 수축)
- 심리적 장애 (급성 외상, 불안 및 우울증, 외상 후 스트레스 장애)

위의 문제들은 둘체질침으로 효과적으로 치료된다. 이는 오랫동안 만성적이거나 여러 치료에 저항성이 있는 경우에도 마찬가지며, 다른 치료법을 다 적용하여 치료해본 이후 둘체질침법을 마지막 수단으로 시도했을 때 환자들이 얼마나 잘 회복하는지를 관찰하면 종종 놀라운 경험을 하게 된다. 예를 들어, 둘체질침은 마약성 진통제와 같은 약물의 금단 증상을 즉시 완화시킬 수 있으며, 뇌 화학을 더 혼란스럽게 하는 다른 약물을 사용할 필요가 없다. 환자는 심리적, 생리적, 신체적 수준에서 동시에 경험하는 완화 효과를 통해 침 치료가 건강과 웰빙을 증진한다는 것을 확인할 수 있다. 이는 다양한 개선의 결과이다. 통증 완화와 염증 감소가 침 치료를 받는 주요 이유이지만, 환자들은 신경계, 장기계, 그리고 내분비계에서 발생하는 많은 내부 조정으로 인해 훨씬 더 많은 혜택을 받고 있다.

마지막으로, 둘체질침은 측정 가능한 데이터를 통해 생리학적으로 객관적인 효과를 보여주었다. 예를 들어, 빠르게 성장하는 세포가 파괴되었음에도 불구하고 화학요법 후 헤모글로빈 수치가 안정화된다. 적혈구는 보호받는 것처럼 보인다.

## 둘체질침은 두 세트로 만병을 치료한다

둘체질침은 "두 세트로 모든 것을 치료하는" 프로토콜이다. 질병의 성질이나 원인에 관계없이 한 세트가 더 최적인데, 한 세트는 다른 세트보다 더 많은 이점을 제공한다. 예를 들어, 한 개인이 양혈을 사용할 때 금순서보다 목순서에서 천식, 요통, 편두통, 감기, 화학 의존증, 무릎 통증, 발목 염좌, 불안, 열감 등 여러 문제에서 더 좋은 완화를 경험할 수 있다. 또한, 음혈을 사용할 때도 결과는 동일하다. 양혈이나 음혈이 상대편보다 더 효과적으로 치료하는 질병은 없다. 만약 이 경우 금순서가 눈에 띄는 개선을 제공하지 않거나 이점이 경미하다면, 목순서가 더 나은 개선을 제공한다. 드물게, 최적이 아닌 혈점이 도움이 되는 경우가 있지만, 이러한 개선은 조기에 한계가 있으며, 예상보다 낮다.

이 오행 천부혈의 장점은 모든 오행의 부족한 상태와 과잉 상태를 자동으로 조절한다. 이 정경혈은 주요 경락의 오행 성격도 포함하고 있기 때문에 모든 주요 경락이 적절하게 보충되거나 진정된다. 예를 들어, 목, 화, 토의 과잉과 금, 수의 부족이 있는 체질은 목, 화, 토의 혈자리에 침을 놓는 것만으로도 자동으로 진정 되고 금과 수는 보강 된다.

천부혈은 경락을 조절하기도 한다. 경락의 상태는 오행과 직접적으로 비례한다. 위에서 언급한 체질의 경우, 과도한 목은 자동으로 줄어들어 과도한 담과 간경락이 감소하게 된다. 화를 줄이면 이미 과도한 소장과 심장 경락도 줄어든다. 과도한 토는 줄어들며, 이는 과도한 위와 비장의 감소를 의미한다. 부족한 금은 부족한 대장과 폐 경락을 증가시켜 보충된다. 마지막으로, 이미 부족한 수에서 방광과 신장 경락이 증가한다. 천부혈은 아마도 가장 포괄적이고 자동적인 침 치료 혈점으로 여겨질 수 있다.

아마도 천부혈은 생리학적 몸에 가장 넓고 깊은 영향을 미쳐 스스로 치유할 수 있도록 한다.

둘체질침 프로토콜은 사암침을 사용하는 사상체질침 (Tetrasoma Four Constitutional Acupuncture)에서 유래되었다. Tetrasoma (테트라소마)는 이제마의 사상의학에서 사용되는 네 가지 체질을 구별하는 데 사용된다. 차이점은 Tetrasoma 가 정경혈(천부혈)과 비정경혈 모두를 사용하는 반면, 둘체질침은 오직 정경혈만 사용한다는 것이다. 비정경혈은 두 가지 오행이 관련되어 있기 때문에 정경혈만큼 강력하지는 않지만, 에너지를 조정하는 데 사용할 수 있으며, 정경혈은 구동력을 제공한다.

천부혈의 정의는 다음과 같다. 천부혈의 오행은 해당 경락의 오행과 같다. 천부혈은 혈점과 경락의 오행이 동일하기 때문에 더 높은 추진력을 생성하며, 이는 아마도 상승 효과를 줄 수 있다. 예를 들어, 금순서에서 후계(SI3) 혈은 화경락의 목혈이다. 후계는 그 증상으로 알려져 있지만, 양곡(SI5) 또한 화를 조절할 때 동일한 징후를 다루며, 이는 체질에 최적이다. 양곡은 두 개의 화를 포함하고 있기 때문에, 화가 가장 필요한 오행행인 체질에 대해 더 강력할 수 있다. 상양 LI1 (금의 금), 족통곡 UB66 (수의 수), 족임읍 GB41 (목의 b 목), 족삼리 ST36 (토의 토)과 같은 다른 천부혈을 추가하면 개인이 가장 관련성 높은 혈을 받을 수 있다.

단지 다섯 개의 천부혈을 모두 제공함으로써, 한의사가 어떤 오행이 가장 적합한지 확신하지 못하더라도 가장 필요한 오행을 전달할 수 있다. 다른 영역이 균형을 이루도록 돕는 위성 천부혈들은 중심 오행혈이 더 효율적으로 작용할 수 있게 한다. 이러한 이유로, 다섯 개의 천부혈을 모두 제공하는 것은 개인의 금순서나 목순서 상태와 일치하기만 하면 체질 유형에 관계없이 적절하다.

이 혈들이 제공하는 포괄적인 효과가 클수록, 그들은 더욱 체질적이다. 천부혈의 강한 추진력은 특정 문제나 경락에 국한되지 않고 더 넓은 영향을 미치며, 동일한 문제와 다양한 문제에 대해 반복 적용해도 큰 효과를 나타낼 수 있다. 따라서 천부혈은 체질적인 혈이라고 할 수 있다.

통념 #3 – 침법의 조작 기법이 치료 혈을 직접 보하거나 사한다. 답변: 보하거나 사하는 것은 침의 조작이 아니라 몸이 결정한다.

*그림13*

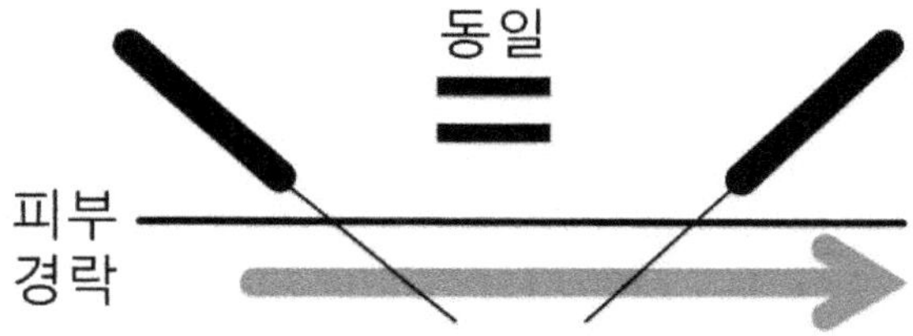


*침 조작 혹은 방향은 보하거나 사하지 않는다.*

## 치료 효능은 정확한 혈, 조작이 아님

조작은 천부혈을 사하거나 보하지 않는다. 몸은 자극을 인식하고 필요에 따라 오행을 증감 시키도록 조절한다. 임상 효능은 침의 조작 여부와 관계없이 동일하다. 수기 보법으로 좋은 결과가 나왔을 때, 수기 사법을 사용해도 같은 결과가 나타나며, 반대로, 수기 보법 대신 수기 사법을 사용해도 긍정적인 결과를 얻을 수 있다.

긍정적인 결과를 주는 것은 침의 조작 방식이 아닌 올바른 혈 조합이다. 이는 헌신적으로 보사법을 고수하던 체질 사암침법을 실천한 지 7 년 차에 깨닫게 되었다. 그때부터 체질을 확인하고 관련된 침구 처방을 받은 환자들에게 보사법을 무시하고 침을 놓기 시작했다. 경락 방향이나 환자의 호흡에 상관없이 침을 놓았으며, 이러한 비조작 방식으로도 환자들은 동일하게 좋은 결과를 경험할 수 있었다.

주요한 두 가지 조작 기법이 사용되었다. 하나는 경락 흐름을 따라 침을 삽입하거나 반대로 삽입하는 방법이다. 이론적으로, 경락의 흐름을 따라 자입하면 보강 효과가 있고, 반대 방향으로 자입하면 사하는 효과가 있다고 한다. 다른 기법은 침을 삽입하고 제거할 때 환자의 호흡 순서에 따른 것이다. 이론적으로 침 삽입 시 환자가 숨을 내쉴 때 보법이 이루어지고, 침을 뽑을 때는 들이마시게 한다. 사법은 그 반대로, 환자가 들이마실 때 침을 삽입하고 내쉴 때 침을 제거하는 방식이다. 비틀거나 밀어 넣는 등 다른 보사 조작 기법은 운수혈에서는 사용되지 않았다. 정혈에서 경혈까지의 혈들은 신경 종말이 밀집되어 있어 매우 민감하기 때문에 이러한 적극적인 조작은 통증이 심하다. 게다가, 이러한 혈들은 반응성이 매우 높아 추가적인 자극이 불필요하다.

## 천부혈 이론

둘체질침의 전제는 천부혈의 효과가 동시에 특정 부위와 전신에 작용한다는 것이다. 이러한 다양한 효과는 몸 전체에 퍼지기 때문에 둘체질침은 특정 문제나 부위에 국한되지 않는다. 문제 자체가 아닌, 어떤 혈이 그 사람에게 가장 반응하는지가 중요한 요소입이다. 몸이 치료를 수행하는 것이지, 침 혈 자체가 아니니다. 따라서, 특정 혈이 개인에게 더 강하게 반응할수록 그것은 더 체질적이라고 할 수 있다.

천부혈을 통해 신체의 자가 인식과 자가 치료 능력이 강화된다. 신체의 불균형이 자동으로 조정되어 기능이 원활해지고 질병이 완화되는데, 이 효과는 천부혈의 알려진 작용에만 국한되지 않으며, 침 치료로 알려진 모든 상태에 적용된다. 따라서, 질병에 상관없이 모든 사람에게 다섯 가지 천부혈을 자극할 수 있다. 긍정적인 효과가 널리 전파되기 때문에 감별 진단이나 특정 적응증이 필요하지 않다.

질병의 성격과 위치조차 둘체질침에서는 중요하지 않기 때문에, 적절한 진단을 결정하기 위해 환자와 상호작용하는 시간을 줄일 수 있다. 올바른 진단을 매번 내릴 필요가 없으며, 이미 정확한 혈이 지정되어 있기 때문이다.

천부혈은 신체 전체의 오행적 특성을 매우 대표하는 혈이다. 오직 천부혈만을 자극하는 아이디어는 13 년에 걸친 테트라소마 사암침을 통한 사암침법의 단독 사용 성공에서 비롯되었다. 사암침법은 두 개의 비천부혈과 두 개의 천부혈로 구성되어 총 네 개의 혈을 사용한다. 비천부혈은 해당 경락 내에서 오행의 동적 균형을 조절하기 때문에 체질에 따라 달라진다. 반면, 천부혈은 이처럼 선택적이지 않고, 모멘텀을 제공하여 비천부혈의 방향성을 지원한다.

## 총체적 (포괄적) 효과

둘체질침은 총체적이고 포괄적이다. "총체적"이라는 것은 많은 긍정적인 변화가 여러 가지 이익으로 이어진다는 것을 의미한다. 침 치료가 신체에 총체적으로 영향을 미치기 때문에 수많은 개선이있다. 예를 들어, 허리 통증, 천식, 심계항진, 열감, 어지러움, 방광염이 있는 사람은 단지 다섯 개의 천부혈로 이 모든 상태를 동시에 치료받을 수 있다.

둘체질침은 선택적이지 않으며, 증상과 징후의 좁은 범위에 국한되지 않는다. 일반적으로 한 개의 혈은 문제가 있는 위치에 국소적으로 주지 않는 한 하나 또는 두 가지 문제만 치료하지 않는다. 국소 침점에 비해 원거리 침점은 여러 통증이나 염증이 있는 부위를 완화하는 데 더 효과적이다. 원거리 혈은 넓은 범위에 영향을 미치는 지배하는 혈과 같다. 근육, 인대, 힘줄에 있는 외부 문제는 멀리서 해결된다. 또한 열감, 천식, 뇌의 신경전달물질과 같은 내부 생리학도 교정할 수 있다. 몸통에 있는 국소 혈자리는 원거리 혈자리에 비해 치료 적응증이 제한적이다. 그러나 원거리와 국소의 이분법적 관점은 항상 옳은 것은 아니다. 두피 침법과 같이 매우 유용한 국소 침점도 있다. 하지만 일반적으로 원거리 혈이 더 많은 효과를 발휘한다.

*그림 14*

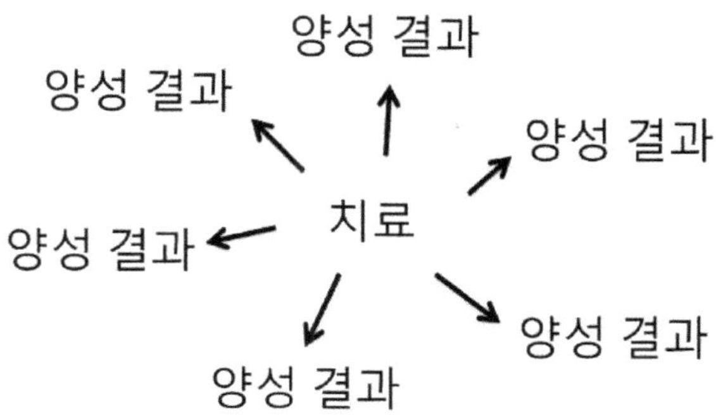


*다양한 이점이 부작용 없이 나타나는 것이 전체론적 효과로 관찰된다*

## 모든 오행을 동시에 치료한다

어떤 하나의 오행을 조정하면 개선이 이루어지고, 동시에 모든 오행이 조정되어 더욱 많은 혜택을 가져온다. 한 사람에게 문제가 발생하는 단일 오행은 없다.

하나의 이유는 요소가 독립적으로 존재하는 것이 아니라 다른 요소들과 분리할 수 없는 네트워크를 형성하기 때문이다. 우리는 오행의 독특함을 인식하지만, 하나의 오행과 다른 오행을 구분하는 것은 명확하지 않는다. 오행의 명확한 형태는 드러나지 않으므로 그 정의는 자족적이지 않는다. 오히려 한 오행을 다른 오행과 대비시켜 설명하는 것이 더 쉽다.

둘째, 모든 오행은 태어날 때부터 불균형하며, 함께 질병이나 여러 가지 질환에 기여한다. 이러한 검증은 올바른 침 포인트 조합이 오행을 보강하거나 진정시키는 사암침의 원리에 있다. 이 기술을 통해 각 체질은 고유한 과잉과 부족한 요소 상태를 가지고 있음을 발견하게 된다. 네 가지 체질 각각은 오행의 고유한 불균형을 가지고 있으며, 평생 동안 부족하거나 과잉 상태에 머물게 된다.

마지막으로, 오행의 불균형은 시간이 지남에 따라 자연스럽게 악화된다. 부족한 요소는 더욱 부족해지고, 과잉한 요소는 더욱 과잉해진다. 어린 시절에는 몸이 매우 민감하여 오행의 추가적인 불균형을 초래하는 스트레스 요인에 강한 부정적인 반응을 보인다. 어린이 질환은 성장하면서 면역력이 생기고, 알레르겐(항원)에 둔감해지며, 그러한 스트레스 요인에 더 관대해진다. 그러나 중년 이후에는 몸이 쇠퇴하기 시작하여 모든 오행의 추가적인 불균형에 대처하는 치료가 필수적이다.

## 임상 통계

나는 지난 임상을 경험한 15 년 동안은 오행 오수혈을 사용하여 다양한 통증과 내부 기능 장애를 치료하였다. 첫 11 년은 한국 학자 이동웅님이 만든 16 체질침 이론에 따라 사암침 기법만을 사용하였는데, 이 독점적인 실습을 4 년 동안 한 후, 사암침법을 사용하여 진단을 네 가지 체질로 줄였는데, 이는 사암침 기법의 장점은 체질에 대한 일관된 패턴을 찾을 수 있는 능력이다.

45,000 건 이상의 치료 경험을 기반으로, 환자당 평균 9 회의 치료를 받은 결과, 이 책인 둘체질침에 대한 강력한 패턴이 나타났다. 결국 천부혈이 아닌 오수혈의 제거는 임상 과정을 더욱 간소화했다. 둘체질침은 이제 아마도 가장 간단하게 적용할 수 있으며, 일관된 완화를 제공하는 가장 신뢰할 수 있는 방법이다. 나는 지난 4 년 동안 12,000 건 이상의 치료를 하면서 둘체질침만 사용해왔다. 둘체질침의 사용 용이성은 측정 가능성, 반복 가능성 및 예측 가능성을 통해 아래에 설명된 통계의 공개를 가능하게 했다. 이미 둘체질침법을 임상에서 활용하고 있는 다른 동료 한의사들도 또한 동일한 패턴을 관찰하였다.

## 나이, 질병 및 반응성이 치료 결과에 미치는 영향

치료 결과에 영향을 미치는 세 가지 주요 변수는 나이, 질병의 유형과 중증도, 그리고 침법에 대한 반응이다.

젊은 사람들은 회복 능력이 더 높으며, 건강한 신체와 더 효율적인 생리 기능 덕분에 질병에서 잘 회복할 수 있다. 반면에 노인들은 신체 기능이 좋지 않아 회복 속도가 느리게 나타났고, 환자들 중에서 25 세 이하의 환자들은 60 세 이상 환자들보다 더 빠르게 통증이 완화되고 회복되는 경향을 보였다.

경증 및 급성 질환은 중증 및 만성질환보다 더 빠르게 개선되었다. 비록 신체가 많은 문제를 시간에 따라 제거할 수 있는 선천적인 능력을 가지고 있지만, 중간에서 높은 수준의 질병은 쉽게 만성으로 진행될 수 있다. 고질적인 질병은 신체에 뿌리내릴 충분한 시간을 가지므로, 이를 극복하기 위해서는 생리 기능이 강화되어야 한다. 질병이 발생할 기회를 줄이기 위해 몸의 균형을 맞추는 데에는 많은 치료가 필요할 수 있다. 반면에 경미한 문제는 신체가 충분히 강하기 때문에 조금만 자극을 주면 처리할 수 있다.

개인마다 침 치료에 대한 반응성이 다르게 나타난다. 어떤 사람들은 침 치료에 매우 잘 반응하여, 그들에게는 한두 번의 치료만으로도 민감한 지속적인 완화를 가져올 수 있다. 그들은 문제가 만성적이고 난치성일지라도 다양한 문제에서 즉각적이고 좋은 완화를 지속적으로 경험한다. 반면에 다른 사람들은 어떤 혈이 최적임에도 불구하고 상당한 개선을 느끼기까지 여러 번의 치료가 필요하다. 그들의 몸은 단순히 침 치료에 덜 반응할 뿐이다. 일반적으로 비교적 쉽게 치료될 수 있는 경미한 문제에 대해서도 경미한 완화만 나타난다. 둘체질침으로 실패한 후, 다양한 다른 침법을 시도했지만, 그 역시 기대에 미치지 못했다. 어떤 사람들은 아마도 침 치료에 반응하지 않을 수도 있었다.

## 성별과 인종은 통계적으로 관련이 없다.

흥미로운 사실은 성별 인종면에서 여성과 남성은 모두 동일한 개선율을 보였으며, 아프리카, 아시아, 호주, 유럽, 남미, 북미 대륙의 모든 인종에서도 마찬가지로 나타났다. 로스앤젤레스 교외에서 진료하면서, 미국 원주민과 이민자들도 동일하게 치료 됨을 보였다.

## 70%와 30% 패턴

어떤 주어진 인구의 약 70% ± 5%는 음 경락에서 목순서(Wood Order) 전통 패턴을 가지고 있으며, 양 경락에서는 금순서(Metal Order)를 가지고 있다. 나머지 30% ± 5%의 사람들은 양 경락에서 목순서(Wood Order)와 음 경락에서 금순서(Metal Order)의 대체 패턴을 가지고 있다. 이 ~70%와 ~30%의 패턴은 나의 클리닉 외부 즉, 단체모임이나 행사 등에서도 관찰되었다.

둘체질침에는 오수혈의 네 세트가 있으며, 양경락과 음경락 각각 두 세트가 있다. 양경락이 선택될 경우, 선호되는 조합은 상양 (금), 족통곡 (수), 족임읍 (목), 양곡 (화), 족삼리 (토)의 금순서 조합이며, 이는 모든 인구의 약 70%에서 효과가 있습니다. 나머지 약 30%에서는 족규음 (목), 전곡 (화), 함곡 (토), 양계 (금), 위중 (수)의 대체 목순서 조합이 잘 작용한다.

예를 들어, 상양, 족통곡, 족임읍, 양곡, 족삼리 조합이 첫 번째 선택이다. 만약 효과가 없거나 미미한 완화만 있다면, 족규음, 전곡, 함곡, 양계, 위중 조합을 제공하여 상당한 완화를 이끌어낸다.

음경이 선택될 때, 선호되는 조합은 대돈 (목), 소부 (화), 태백 (토), 경거 (금), 음곡 (수)의 목순서 조합으로, 이는 어떤 인구에서도 약 70%의 사람들에게 완화를 제공한다. 나머지 약 30%는 소상 (금), 연곡 (수), 태충 (목), 영도 (화), 음릉천 (토)의 금순서 조합에 잘 반응한다.

예를 들어, 대돈, 소부, 태백, 경거, 음곡이 첫 번째 선택이다. 만약 완화가 없거나 미미한 경우, 소상, 연곡, 태충, 영도, 음릉천이 두 번째 선택으로 제공된다. 후자의 조합이 더 큰 완화를 제공한다.

*그림 15: 인구에서의 천부혈 비율*

| | | |
|---|---|---|
| 양천부혈 금순서 | 70% | 상양, 족통곡, 족임읍, 양곡, 족삼리 |
| 양천부혈 목순서 | 30% | 족규음, 전곡, 함곡, 양계, 위중 |

| | | |
|---|---|---|
| 음천부혈 목순서 | 70% | 대돈, 소부, 태백, 경거, 음곡 |
| 음천부혈 금순서 | 30% | 소상, 연곡, 태충, 영도, 음릉천 |

둘체질침의 효능은 문제의 유형에 따라 다르다. 만성 통증의 경우, 약 90%의 사람들이 금순서 또는 목순서 중 하나의 세션 후에 통증이 줄어들었다고 말하였다. 발열감이나 화학적 의존과 같은 특정 기능 장애에서도 최대 90%의 인구에서 상당한 완화를 볼 수 있다. 6 회에서 12 회의 적절한 치료를 받으면 많은 사람들에게 장기적인 완화가 있다. 종종 단 한 번의 치료만으로도 즉각적이고 지속적인 효과를 얻을 수 있다.

그러나 약 10%의 사람들은 경미한 완화 또는 눈에 띄는 완화를 경험하지 못하였다. 그들은 금순서와 목순서 모두에 대해 3 회 이상의 치료 후에도 통증이 줄어들지 않았다. 이는 양 혹은 음의 천부혈에 관계없이 마찬가지다. 그들은 침에 대한 반응성이 낮거나, 문제 자체가 침으로 치료할 수 없는 경우이다. 100% 효과적인 약물은 없으며, 이는 침도 포함된다. 그러나 많은 일반적인 문제는 안전하고 빠르게 장기적으로 해결된다. 이러한 점들은 양질의 의료 기준을 충족하는 특징이다. 더욱이, 침은 진단되지 않은 드문 문제나 원인이 알려지지 않은 경우, 또는 약물 및 기타 치료가 실패한 경우에도 놀라운 도움을 줄 수 있다.

다른 유형의 통증과 기능장애에 대해서는 둘체질침의 효과가 덜 나타나기도 한다. 다른 침 기법들도 이러한 문제를 치료하는 데 어려움을 겪기도하는 척추관의 좁아짐인 협착증으로 인한 신경병증이 그중 하나이다. 협착증은 구조적으로 척수를 압박한다. 그러나 디스크 탈출증이 척추 신경 뿌리를 누르거나 퇴행성 척추 질환과 같은 다른 척추 문제는 침에 더 잘 반응한다. 개선은 특정 유형의 구조적 문제에 따라 달라질 수 있다. 그러나 일반적으로 질병이 구조적일수록 치료에 대한 저항력이 더 강하다. 또한, 침은 내부 질환보다 외부 질환에 더 적합하다. 예를 들어, 장기와 선과 관련된 질병은 한방 약초와 식이 조절로 더 잘 해결된다. 침이 심계항진, 천식, 급성 방광, 급성 간부전과 같은 일부 문제를 치료하는 데 충분할 수 있지만, 식물 약물은 과민성 장 질환, 갑상선 문제, 지방간, 부신 결핍과 같은 만성 장기 및 선 질환을 되돌리는 데 더 효율적이다.

## 임상 결과

나의 클리닉에서 둘체질침의 통증에 대한 전반적인 효과는 일반 적인 치료법에 비해 낮았다. 클리닉 외부에서는 성공률이 90%에 이를 수 있다. 아마도 그 이유는 만성적이고 고질적인 문제를 가진 환자가 더 많이 방문하기 때문일 것이다. 환자의 약 1/3 은 높은 완화를 경험하고, 1/3 은 중간 정도의 완화를, 나머지 1/3 은 낮은 완화를 경험한다. 즉, 약 65%가 만족스러운 중간에서 높은 완화를 경험하는 것이다.

높은 완화를 경험하는 환자층에서는 1~4 회 내의 방문만으로 만성 문제에서 극적인 개선이 나타나며, 빈도, 강도, 지속 시간이 감소한다. 추가 치료는 안정성이 더해져 개선 효과가 더욱 높아진다. 그 이유는 신체의 문제가 침 치료에 잘 반응하기 때문일 수 있다. 중간 정도의 완화를 경험하는 환자는 더 많은 치료가 필요하고 개선 정도가 다소 부족하지만, 침 치료의 이점은 방문할 가치가 있다. 낮은 완화를 경험하는 사람들에서는 개선이 느리거나 거의 눈에 띄지 않는 진행을 보인다. 반응이 부족한 원인으로는 침 치료에 대한 반응성이 낮아 미세한 완화가 인식되지 않는 경우, 문제가 침 치료에 반응하지 않는 경우, 그리고/또는 둘체질침이 환자의 문제에 적합하지 않은 경우가 있었다.

*그림 16: 나의 한의원에서의 개선 비율*

| 높은 완화 | 중간 완화 | 낮은 완화 |
|---|---|---|
| ~33% | ~33% | ~33% |

*그림 17: 나의 클리닉 외부 즉, 단체 모임이나 행사 모임에서 진료했을때의 개선 비율*

| 높은 완화 | 중간 완화 | 낮은 완화 |
|---|---|---|
| ~60% | ~30% | ~10% |

## 양과 음 혈이 동일한 효능을 제공

양경혈과 음경혈은 동일한 효능을 제공한다. 모든 질환과 체질에서 양혈, 음혈, 또는 양과 음혈 모두 자극 시 개선 정도는 동일하다. 이러한 결과는 임상 한의사들에게 직관적이지 않은데, 동양의학의 기본 철학이 양과 음혈의 구분에 있기 때문이다. 이 이분법적 관점은 유연성과 적응성 덕분에 의학 역사에서 큰 성공을 거두었다.

양과 음 오수혈, 특히 천부혈이 동일한 결과를 보이는 이유는 이러한 혈이 체질적으로 올바르기 때문이다. 침 치료는 특정 질환에 국한되지 않는다. 요통이나 천식을 위한 특정 혈이 존재한다면, 고대와 현대의 의사들이 이를 발견했을 것이다. 우리가 관찰하는 것은 여러 문제가 동시에 개선되는 총체적 효과이며 이는 침 자극이 생리학적으로 다양한 방식으로 반응하는 일련의 사건을 유발함을 의미한다. 침 치료의 긍정적인 점은 부작용이 긍정적으로 나타난다는 것이다. 부정적인 부작용은 드물고, 만약 나타난다면 이는 통증이나 질환의 악화가 원인이 아니다. 오히려 환자들은 일시적으로 어지럼증을 느끼거나 하루 정도 몸 상태가 좋지 않을 수 있다.

체질학의 관점에서는 양과 음 경락을 경락 이론 없이 오행 개념으로 접근한다. 경락과 혈 자체가 오행을 내포하고 있기 때문이다. 예를 들어, 족삼리(ST36) 혈은 지구의 성질을 가진 혈로, 지구 경락인 족양명위경에 위치한 합혈이다. 오행 이론이 경락을 포괄하기 때문에 그 영향은 더욱 광범위하다. 이는 오행이 경락보다 더 총체적임을 의미한다. 자연 의학의 궁극적인 목표는 가능한 한 전체적인 혜택을 제공하는 것이다. 최소한의 치료법으로 최대의 효과를 내는 것은 고대부터 침 치료, 한약, 식이 요법, 운동을 포함한 모든 치료 방법의 추구 목표였다.

둘체질침의 영향력은 상향식이 아닌 하향식이다. 단순할 뿐 아니라, 오행을 통해 모든 경락을 다룰 수 있다는 추가적인 장점이 있다. 따라서 오행은 경락보다 더 총체적이다.

## 오른쪽과 왼쪽 신체에서 동일한 효능

몸의 오른쪽, 왼쪽 또는 양측에 침을 놓아도 차이가 없다. 남녀 여부, 시간대, 계절, 질병의 만성 또는 급성, 질병의 위치와 성질에 관계없이 동일한 효과를 제공하기도 한다. 편측 침 치료의 효능은 양측 침 치료와 동등하다. 다섯 천부혈이 최적의 효과를 제공한다. 더 많이 사용하는 것이 반드시 더 나은 것은 아니며, 다섯 천부혈보다 적게 사용할 경우 도움이 덜 될 수 있다.

진단은 몸의 어느 쪽이 더 나은 결과를 낼 수 있을지 결정할 수 없으므로, 왼쪽이나 오른쪽 중 임의로 선택할 수 있다. 한쪽을 선택한 후에는 일관성 있게 같은 쪽에서만 편측 치료를 시행해야 한다. 반대쪽에는 동일한 혈이 대칭적으로 존재하지 않을 수 있다.

양측 침 치료를 시도하기 전에 한쪽에서의 치료를 최대한 활용하는 것이 좋다. 몸의 양측에 동시에 침을 놓는다고 해서 두 배의 효과가 나타나는 것은 아니다. 하지만 일부 사람들은 한쪽만 치료하는 것보다 양측에서 침을 놓았을 때 더 많은 효과를 경험할 수 있다.

양측 치료를 원할 경우, 양쪽 몸 각각에 대해 목순서 또는 금순서가 올바른지 별도로 확인한 후에만 시행해야 한다. 이는 양측이 동일한 오행 순서의 거울 이미지가 아니라, 각자 독립적으로 나타나기 때문이다. 예를 들어, 한쪽의 양 천부혈이 금순서라고 해서 반대쪽도 금순서라는 의미는 아니다. 한쪽 몸의 오행 순서는 다른 쪽에 영향을 미치지 않는다.

마지막으로, 환자의 문제가 있는쪽에 침을 자침하든, 반대쪽에 자침하든, 개선 효과는 동일하다. 같은 쪽에 침을 놓는 것을 동일측 침요법이라고 하며, 문제가 있는쪽의 반대쪽에 침을 놓는 것을 반대측 침요법이라고 한다. 즉, 건강한 쪽에 침을 놓는 것이 병든 쪽에 침을 놓는 것과 같은 이점을 제공한다. 이러한 패턴은 두 뇌 반구를 연결하는 것은 뇌량으로 좌반구가 오른쪽 몸을 제어하고 우반구가 왼쪽 몸을 제어하는 것과는 관련이 없는 것으로 보인다.

# 제 2 장: 침법 프로토콜

여기에는 총 네 세트의 오행혈이 있으며, 이 모든 점은 천부혈이다. 두 세트는 음경에서 나오고, 나머지 두 세트는 양경에서 나온다. 음혈의 효능은 양혈과 동일하며, 음혈이 양혈보다 선호되지도 않고 그 반대도 마찬가지다. 따라서 둘체질침은 네 세트가 아닌 두 세트의 혈자리 중 하나로 선택된다. 이는 두 세트로 모든 것을 치료하는 모델이다.

양경의 금순서인 상양, 족통곡, 족임읍, 양곡, 족삼리를 첫 번째 옵션으로 선택했지만 유의미한 개선이 이루어지지 않았다면, 같은 쪽에 양목순서인 족규음, 전곡, 함곡, 양계, 위중을 두 번째 옵션으로 사용할 수 있다. 양금순서는 인구의 70%에 효과적이며, 양목순서는 나머지 30%에 적용된다. 따라서 시술자는 처음에 금순서 양혈을 자극하기로 선택하는데, 이는 목순서 양혈이 작용할 가능성보다 훨씬 더 높기 때문이다.

대안으로, 음혈의 목순서인 대돈, 소부, 태백, 경거, 음곡이 첫 번째 옵션이고, 음금순서인 소상, 연곡, 태충, 영도, 음릉천를 같은 쪽에 사용할 두 번째 옵션이다. 이는 음목순서가 인구의 70%에 효과적이며, 음금순서는 나머지 30%에 적용되기 때문이다.

주요 프로토콜이 인구의 70%에 효과가 없을 경우, 대체 30% 프로토콜은 반드시 같은 쪽에 적용해야 한다는 점을 명심하는 것이 중요하다. 대체 혈들을 시도하기 전에 기본 혈들로 최소 두 번 연속 치료를 실시해야한다. 각 치료가 같은 영향을 미치지 않기 때문에, 한두 번의 치료만으로 결과를 정확히 평가하기는 어려울 수 있기 때문이다.

| 둘체질침법을 제공하는 단계의 요약은 아래와 같다. |
|---|
| 1. 양혈 또는 음혈 중에서 임의로 선택한다.<br>2. 몸의 오른쪽 또는 왼쪽 중에서 임의로 선택한다.<br>3. 양경이면 금순서 혹 음경이면 목순서 세트를 두 번까지 침을 놓는다.<br>4. 유침 시간은 25-30 분이다.<br>5. 효과가 없으면 같은 쪽에 양경이였으면 목순서<br>6. 혹 음경이였으면 금순서 세트를 최대 2 회 침을 놓는다. |

| 양측 침 치료를 원하는 경우, 치료 단계는 다음과 같다. |
| --- |
| 1. 초기 치료 시 몸의 왼쪽 또는 오른쪽을 임의로 선택한다.<br><br>2. 해당 측면에 대해서만 목순서 또는 금순서로 여러 차례 침 치료를 반복해서 상당한 완화가 이루어질 때까지 진행한다. 한 순서에서 완화가 부족하면 다른 순서가 더 선호될 수 있음을 알아야 한다.<br><br>3. 몸의 반대편을 독립적으로 검사하여 그쪽에 대한 문제를 완화하는 것이 목순서인지 금순서인지를 결정한다.<br><br>(왼쪽과 오른쪽 금목순서를 고려할 때, 치료의 네 가지 가능한 조합을 염두에 두고 각 쪽의 몸은 각 순서로 독립적으로 검사할 수 있다. 그러나 환자의 개선을 통해 한 쪽의 올바른 순서를 처음 발견했다면, 그 쪽에 대해서는 다른 순서를 검사할 필요가 없다.)<br><br>4. 양측 치료를 수행한다.<br><br>(한쪽에 잘못된 순서를 사용하면 다른 쪽에 대한 올바른 순서의 효능이 감소하므로, 양쪽의 순서가 모두 올바르 도록 해야 한다.) |

# 제 3 장: 혈자리

| 양경: 금순서 상양, 족통곡, 족임읍, 양곡, 족삼리 |
| --- |

언급: 모든 5 개의 양경혈은 몸의 한쪽에서만 침을 놓는다.

**상양 (금),** Large Intestine 1 (Metal)

위치: 집게 손가락의 요측, 손톱 모서리에서 약 3mm 뒤쪽에 위치, 침 깊이 삽입은 약 3mm 이다.

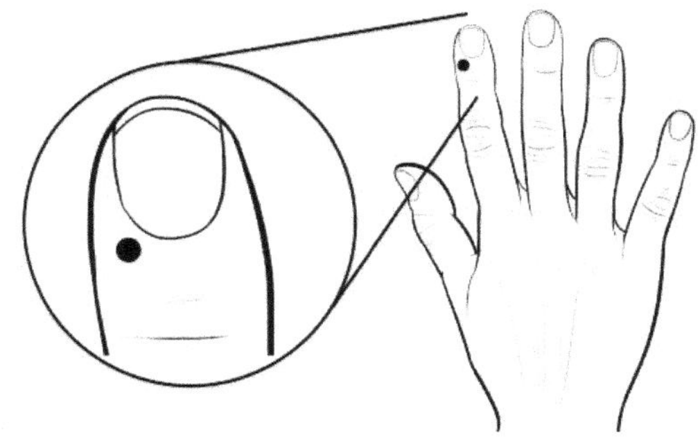

**족통곡 (수),** Urinary Bladder 66 (Water)

위치: 다섯 번째 중족지관절의 앞쪽, 홍백피의 경계에 위치,

침 깊이 삽입은 5~10mm 이다.

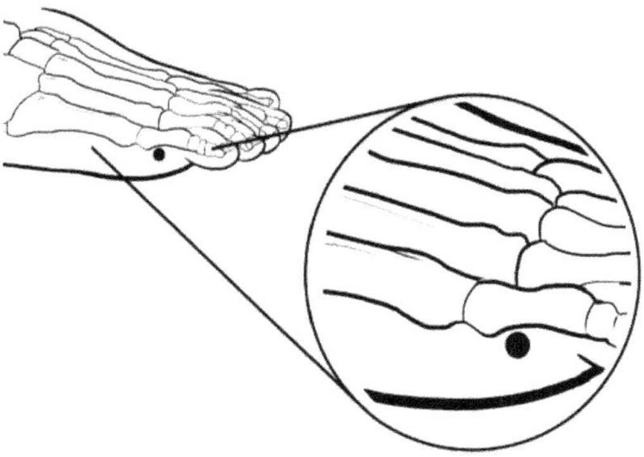

**족임읍 (목),** Gallbladder 41 (Wood)

위치: 네 번째 중족지관절의 뒤쪽, 족저근막 신전근의 힘줄 외측의 함몰부에 위치, 침 깊이 삽입은 1.3~1.5cm 이다.

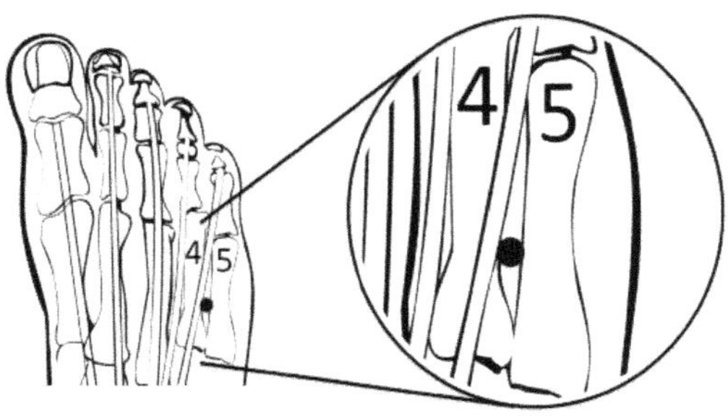

**양곡 ( 화 ) ,** Small Intestine 5 (Fire)

위치: 척골의 횡 wrist 주름의 척골 끝에서, 척골 유두와 삼각골 사이의 함몰부에 위치, 침 깊이 삽입은 8mm 에서 1.3cm 이다.

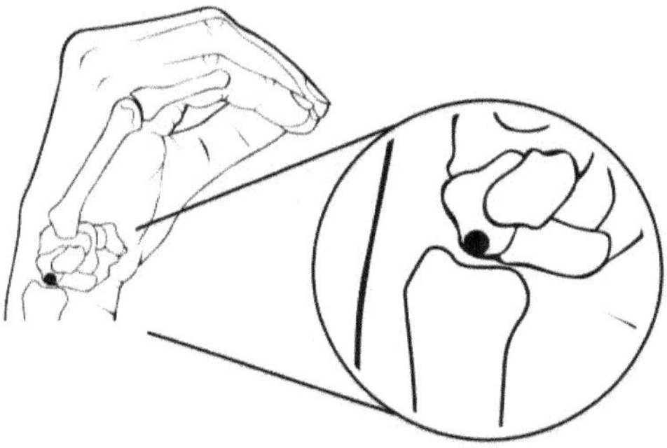

**족삼리 (토)**, Stomach 36 (Earth)

위치: 두비(ST35)에서 아래로 3 인치, 정강이의 앞쪽 경계에서 한 손가락 너비 만큼 떨어진 곳에 위치, 침 깊이 삽입은 1.3cm 에서 3cm 이다.

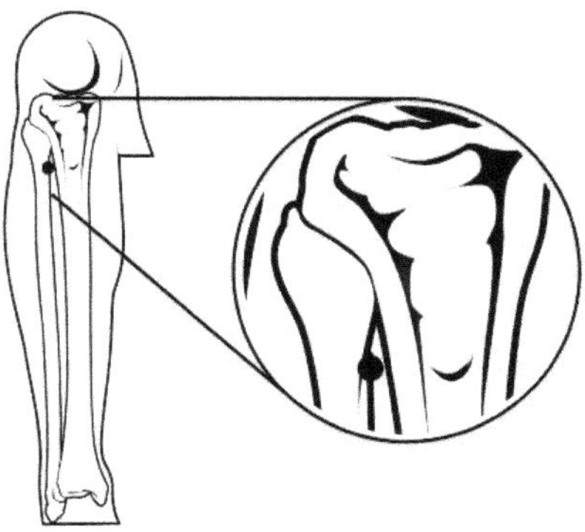

## 양경: 목순서 족규음, 전곡, 함곡, 양계, 위중

언급: 모든 5 개의 양경혈은 몸의 한쪽에서만 침을 놓는다.

**족규음 (목),** Gallbladder 44 (Wood)

위치: 네 번째 발가락의 외측, 손톱 모서리에서 약 3mm 떨어진 곳에 위치, 침 깊이 삽입은 약 3mm 이다.

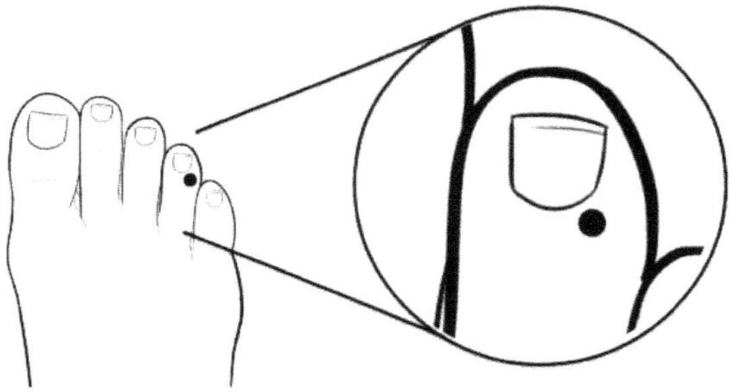

**전곡 (화),** Small Intestine 2 (Fire)

위치: 느슨한 주먹을 쥐었을 때, 새끼 손가락의 중수지 관절 앞쪽 주름의 척골 끝에서, 붉은 피부와 흰 피부의 경계에 위치한 곳,

침 깊이 삽입은 1cm 에서 1.3cm 이다.

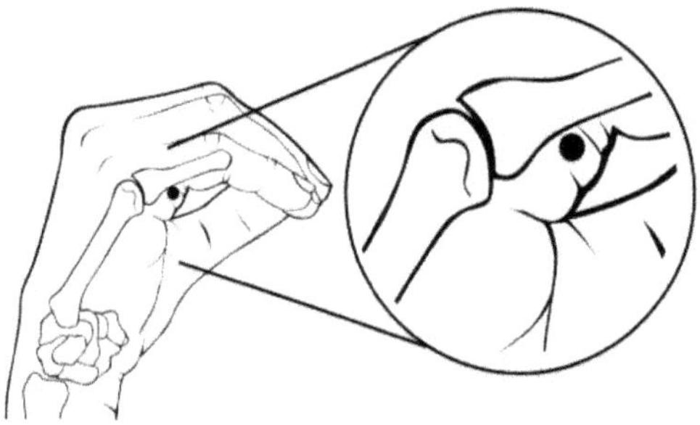

**함곡 (토),** Stomach 43 (Earth)

위치: 두 번째와 세 번째 중족골의 연결부 distal 에 있는 함몰부에 위치,

침 깊이 삽입은 1cm 에서 1.3cm 이다.

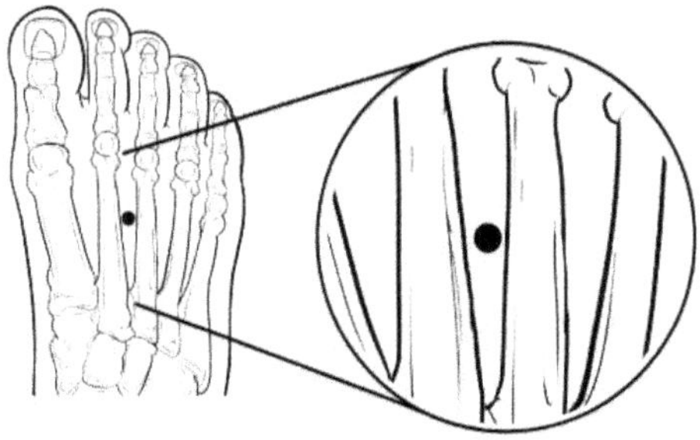

**양계 (금),** Large Intestine 5 (Metal)

위치: 손목의 요골 측에 위치한다. 엄지가 바깥쪽으로 기울어질 때, 장무지신근과 단무지신근의 힘줄 사이의 함몰부에 위치, 침 깊이 삽입은 1cm 에서 1.3cm 이다.

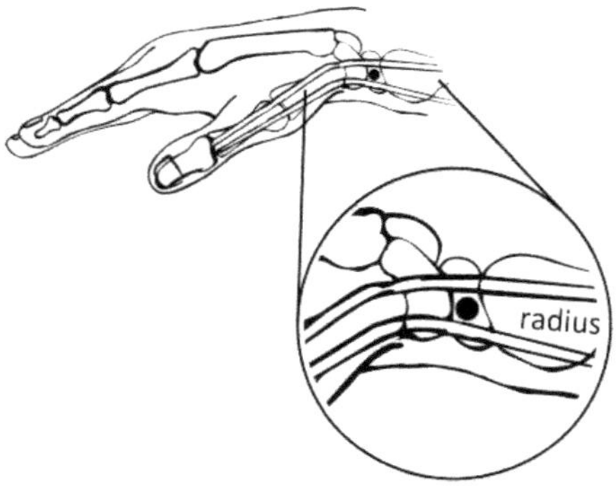


**위중 (수)**, Urinary Bladder 40 (Water)

위치: 슬와 굴곡의 횡 주름의 중간 지점, 대퇴 이두근과 반힘줄근의 힘줄 사이에 위치, 침 깊이 삽입은 1.5cm 에서 2cm 이다.

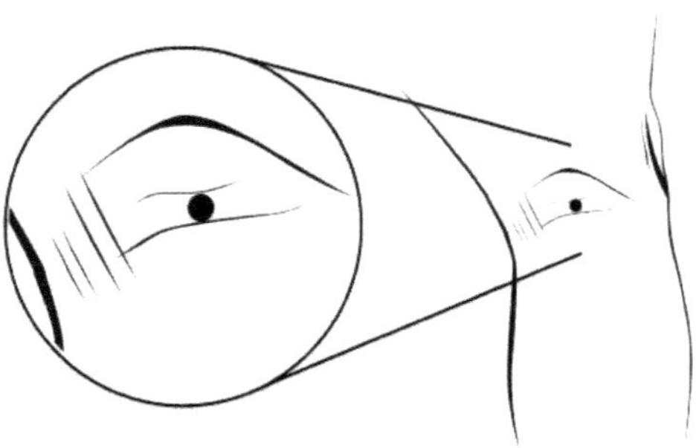

## 음경: 목순서 대돈, 소부, 태백, 경거, 음곡

언급: 모든 5 개의 음경혈은 몸의 한쪽에서만 침을 놓는다.

**대돈 (목),** Liver 1 (Wood)

위치: 엄지발가락의 외측 근위 모서리 바로 위에 위치,
침 깊이 삽입은 약 3mm 이다.

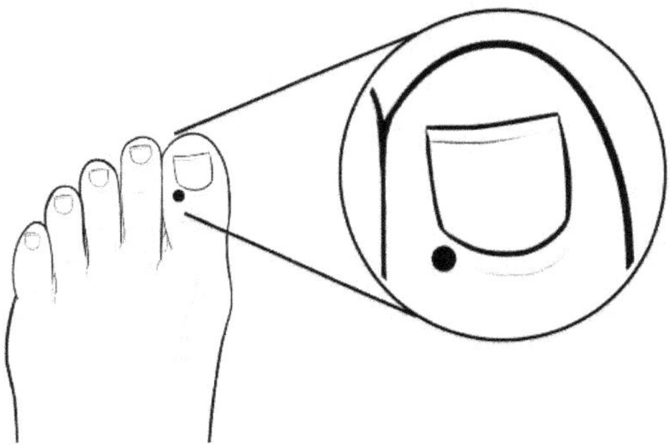

**소부 (화),** Heart 8 (Fire)

위치: 손바닥이 위로 향할 때, 네 번째와 다섯 번째 중수골 사이에 위치하고 주먹을 쥐면, 이 점은 새끼 손가락 끝이 위치하는 곳,

침 깊이 삽입은 1cm 에서 1.3cm 이다.

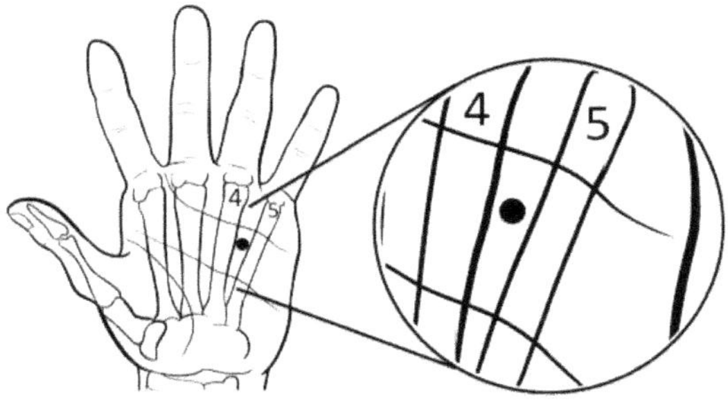


**태백 (토),** Spleen 3 (Earth)

위치: 첫 번째 중족 phalangeal 관절의 근위와 아래에 위치하며, 붉은 피부와 흰 피부의 함몰부에 위치, 침 깊이 삽입은 1cm 에서 1.3cm 이다.

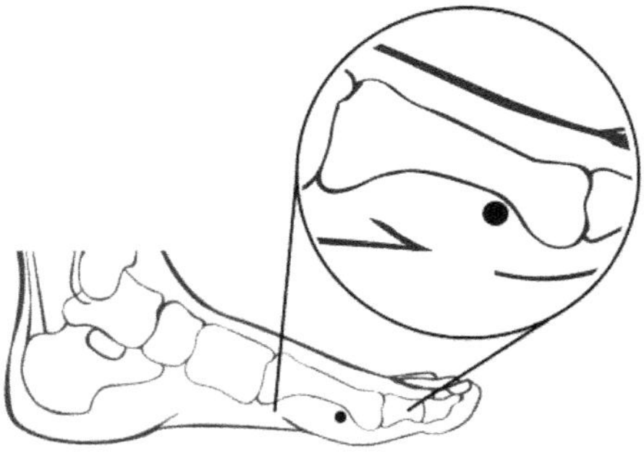

**경거 (금),** Lung 8 (Metal)

위치: 손목의 횡주름에서 1 인치 위쪽, 요골 동맥의 외측에 있는 함몰부에 위치, 침 깊이 삽입은 얕고 약 1.3cm 이다.

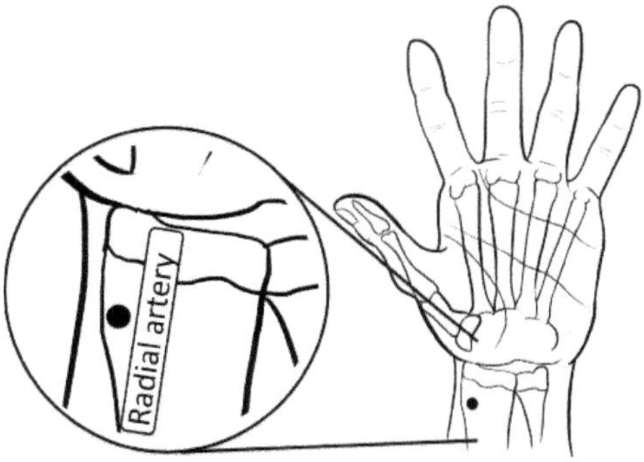


**음곡 (수)**, Kidney 10 (Water)

위치: 무릎이 굽혀졌을 때, 슬와의 내측에 위치하며, 반힘줄근과 반막근의 힘줄 사이에 위치한다. 위치는 위중 (UB40)과 같고

침 깊이 삽입은 2cm 에서 2.5cm 이다.

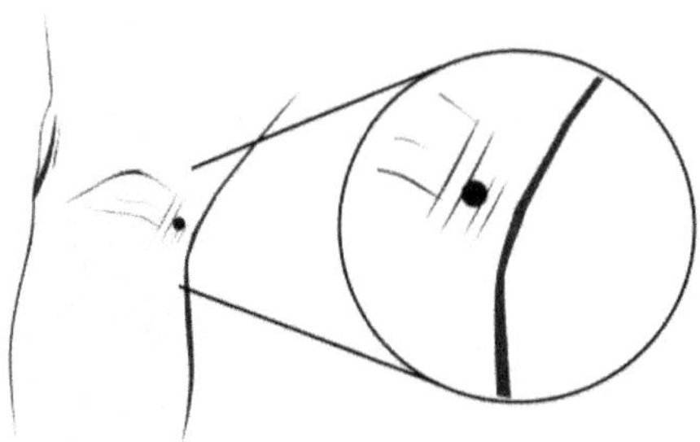

## 음곡: 금순서 소상, 연곡, 태충, 영도, 음릉천

언급: 모든 5 개의 음경혈은 몸의 한쪽에서만 침을 놓는다.

**소상 (금),** Lung 11 (Metal)

위치: 엄지손가락의 요측에 위치하며, 손톱의 모서리에서 약 3mm 뒤쪽에 위치, 침 깊이 삽입은 약 3mm 이다.

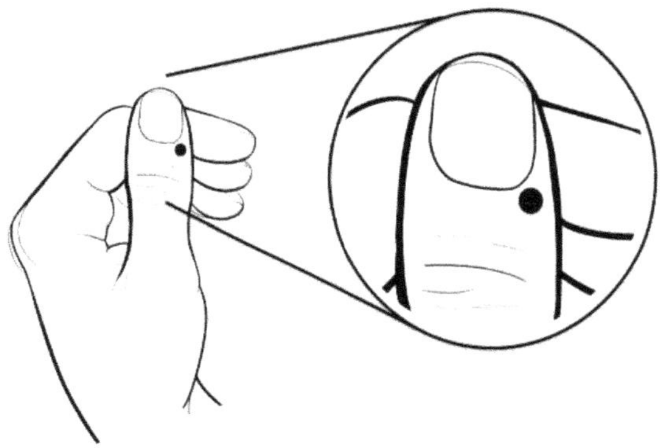

**연곡 (수),** Kidney 2 (Water)

위치: 내측 복사뼈의 앞쪽과 아래쪽, navicular bone 의 결절 아래 경계의 함몰부에 위치, 침 깊이 삽입은 1.3cm 에서 2cm 이다.

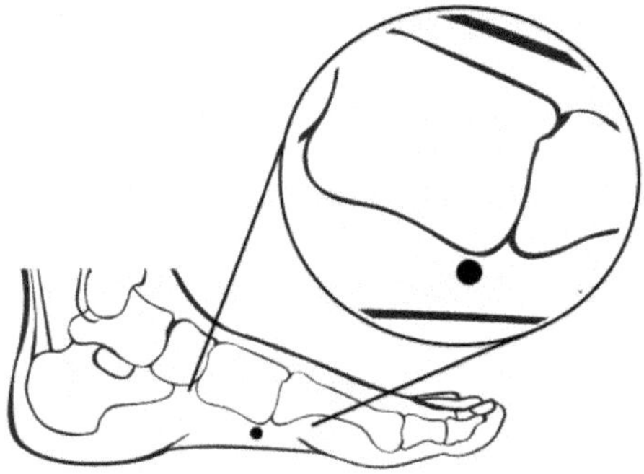

**태충 (목),** Liver 3 (Wood)

위치: 발등에 위치하며, 첫 번째와 두 번째 중족골의 접합부 아래에 있는 함몰부에 위치, 침 깊이 삽입은 1.3cm 에서 2.0cm 이다.

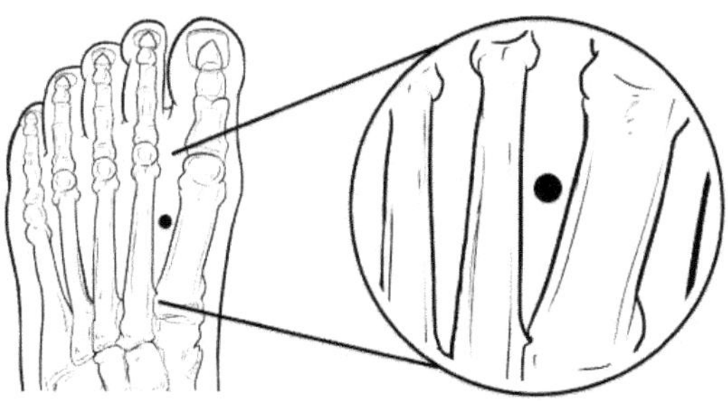

**영도 (화),** Heart 4 (Fire)

위치: 손바닥이 위를 향할 때, 손목의 횡주름에서 약 4cm 위쪽에 있는 ulnaris 굴곡근 힘줄의 요측에 위치, 침 깊이 삽입은 1cm 에서 1.3cm 이다.

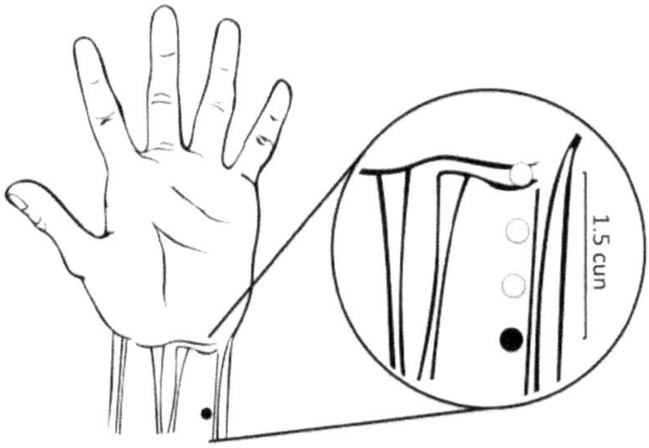


**음릉천 (토)**, Spleen 9 (Earth)

위치: 경골의 내측 외과의 아래 경계에 위치하며, 경골의 내측 과립 아래 뒤쪽과 아래쪽의 함몰부에 위치, 침 깊이 삽입은 1.3cm 에서 2.5cm 이다.

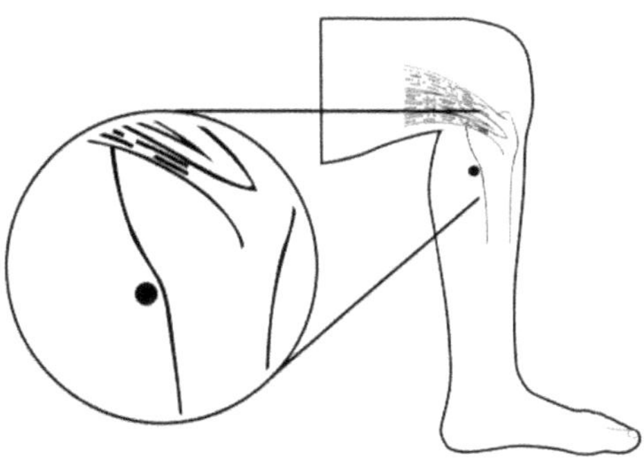

# 제 4 장: 임상 사례 연구

다음의 46 개 임상 사례는 치료 효능이 좋은 상위 20%의 환자들로부터 선별되었다. 이 사례들은 독자들에게 둘체질침법이 다양한 건강 문제를 어떻게 치료하는지를 명확하게 보여주기 위해 선택되었으며, 이는 모든 한의사에게 중요한 임상도구로서의 가능성을 제시한다. 이 임상치료법을 활용하는 임상의는 더 높은 임상 결과를 기대할 수 있으며, 그로 인해 자신감이 증가할 것이다.

침 치료의 빈도는 초기 방문 동안 하루에 두 번에서 주 세 번까지 가능할 수 있다. 질병의 심각성과 환자의 가용성이 침 치료 수행 빈도를 결정한다. 유의미한 완화가 이루어지면 빈도를 주 1 회 또는 몇 주에 한 번으로 줄여야 한다. 문제가 완전히 해결되지 않았다면 개선된 상태의 안정성을 보장하기 위해 유지 관리로 침 치료를 적용할 수 있으며, 또한 신체의 건강과 웰빙을 최적화하는 능력을 지속적으로 촉진하는 데 도움이 되는 강장제로도 사용될 수 있다. 일반적으로 유지 치료는 주 1 회에서 3 주에 1 회 정도 진행된다.

## 사례 1: 왼쪽 다리, 발, 발가락 통증

Luz G., 여성, 44 세, 관리자

불만사항: 환자는 클리닉에 내원하기 전 6 개월 동안 왼쪽 외측 엉덩이에서 발까지 방사되는 원인 불명의 힘줄 및 근육 통증을 앓았다. 통증은 지속적이었으며, 근무일이 끝날 무렵에 더욱 심해지는 경향이 있었다.

혈: 왼쪽의 양천부혈 금순서의 상양, 족통곡, 족임읍, 양곡, 족삼리

치료 과정: 환자는 첫 번째 치료 후 다리와 발 통증이 절반으로 즉각적으로 완화되었다고 보고했다. 두 번째 방문인 5 일 후에는 완치가까운 수준으로 완화되었다. 그 후 환자는 위장 통증을 유발하던 6 개월 동안의 항염증 약물 복용을 중단했다. 세 번의 치료 후, 환자는 발의 왼쪽 통증이 여전히 지속되었고, 특히 족부 전문의가 처방한 딱딱한 인솔을 착용한 후에 더 심해졌다고 하였다. 여섯 번째 방문 시, 환자는 허리 통증이나 발 통증 없이 하이힐을 신을 수 있게 되었다.

논의: 통증이 염좌나 스트레인으로 인한 경우, 침 치료를 통해 회복이 빠르고 극적으로 이루어질 수 있다.

## 사례 2: 왼쪽 발목 염좌

Parza F., 남성, 17 세, 학생

불만사항: 환자는 클리닉에 내원하기 1 년 전부터 스포츠를 하면서 왼쪽 발목을 반복적으로 다쳐서 완전히 회복되지 않았다. 통증 수준은 4/10 이었으며, 하루 종일 발생하며 지속 시간은 몇 초에서 한 시간까지 다양했다.

혈: 왼쪽 양천부혈 금순서의 상양, 족통곡, 족임읍, 양곡, 족삼리

치료 과정: 환자는 2 주 동안 4 회의 침 치료를 받았다. 첫 번째 치료 후 통증이 즉시 완화되었고, 운동 범위가 증가했다. 문제는 네 번째 방문 시 거의 완전히 완화되었으며, 증상의 강도, 빈도, 지속 시간이 감소했다.

논의: 발목 염좌는 침으로 치료하기 가장 간단하고 쉬운 문제 중 하나이다. 스포츠 부상 전반도 이 치료로 잘 다루어진다. 효과성, 사용 용이성 및 재현성 덕분에 Bisoma 는 스포츠 의학에서 현장에서나 오프라인 모두에 매우 유용한 도구이다.

## 사례 3: 중간 및 하부 등 경직

Reza F., 남성, 48 세, 사업 소유자

불만사항: 환자는 클리닉에 내원하기 전 1 년 이상 만성적인 중간 및 하부 등 경직으로 고통받아 왔다. 매일 아침 제한된 운동 범위, 경직감, 통증이 6/10 의 강도로 몇 시간 동안 지속되며 일어났다. 하루가 끝날 무렵에는 상태가 더 악화되었다.

혈: 왼쪽 양천부혈 금순서의 상양, 족통곡, 족임읍, 양곡, 족삼리

치료 과정: 환자는 2 주 동안 4 회의 침 치료를 받았다. 첫 번 치료 후 즉시 등 경직이 완화되었다. 세 번째 방문 후 통증 수준은 0-1/10 으로 안정화되었다. 그 결과, 그는 하루 종일 에너지가 증가하고 피로감이 줄어들었다.

논의: 구조적 손상이 없는 만성적인 척추의 긴장은 침으로 쉽게 해결할 수 있다.

## 사례 4: 천장 관절 통증

Marcia S., 여성, 68 세, 은퇴

불만사항: 클리닉에 내원하기 전, 환자는 앉거나 누워 있을 때 국소적 및 좌골 신경통을 유발하는 천장 관절의 중간 정도의 퇴행성을 경험하고 있었다.

혈: 왼쪽 양천부혈 금순서의 상양, 족통곡, 족임읍, 양곡, 족삼리

치료 과정: 이 임상 사례를 정리할 당시, 환자는 주 2 회 18 회의 치료를 받았다. 첫 번째 6 회 치료는 오른쪽 목순서 대돈, 소부, 태백, 경거, 음곡과 금순서의 소상, 연곡, 태충, 영도, 음릉천혈 들로 구성되었다. 처음에는 약간의 완화를 느꼈지만 이후의 치료는 더 나은 결과를 내지 못했다. 왼쪽 금순서인 상양, 족통곡, 족임읍, 양곡, 족삼리으로 전환하자 즉각적인 완화가 나타났다. 통증은 매주 감소하였고 18 회 치료 시점에는 거의 완전히 해결되었다.

논의: 오른쪽-왼쪽 측 및 음-양 천부혈 치료는 대부분의 경우에서 동등하게 효과적이다. 음혈자리에서 예상보다 적은 개선이 있었기 때문에 대안 옵션으로 양혈자리를 사용하였고, 그 결과 가시적인 성공을 거두었다.

## 사례 5: 소뇌성 운동실조증

Deborah K., 여성, 65 세, 장애인

불만사항: 환자는 2008 년부터 전신 운동 능력의 중간 정도의 손실을 경험하고 있다고 호소했다. 이는 수년간 휠체어에 의존한 결과로 인한 심한 요통과 복합적이다. 또한, 그녀는 잦은 긴장성 두통을 경험했다. 첫 번째 클리닉 방문 시점에서 통증은 점차 개선되고 있었지만, 2001 년 경추 융합 및 흉부 수술 이후 여전히 지속되었다.

혈: 왼쪽 양천부혈 금순서의 상양, 족통곡, 족임읍, 양곡, 족삼리

치료 과정: 환자는 10 회의 침 치료 세션을 받았으며, 처음 3 주 동안 주 2 회 치료를 받은 후 그 이후에는 주 1 회 치료를 받았다. 첫 번째 치료 후, 다음 날 약간의 완화를 느꼈고, 이틀 후 수영장에서 운동하는 동안 통증이 없었다. 이것은 그녀가 수년 만에 처음으로 느낄수 있을 정도로 완화되었다. 세 번째 치료 후, 1 년 만에 그녀는 정원 가꾸기를 할 수 있었다. 이후 매주 통증이 줄어들고 근육 기능이 증가하는 것을 계속 경험했다. 아홉 번째 방문 후, 그녀는 정원에서 3 시간 동안 꽃을 다듬을 수 있었고, 어떤 불편함도 느끼지 않았다.

논의: 소뇌의 신체적 악화가 있더라도 침 치료는 일부 기능을 회복시킬 수 있다. 신경 회복의 증거를 드러내기 위한 기능적 자기공명영상(fMRI)은 수행되지 않았다.

## 사례 6: 임신 중 편두통

Nicole M., 여성, 30 세, 가정주부

불만사항: 15 년 동안 만성적이고 드물게 발생하는 편두통과 메스꺼움이 있으며, 특히 왼쪽 이마와 관자놀이에서 심하게 나타났다. 경미한 왼쪽 측두하악 통증이 있고, 허리에 경직이 있었다.

혈: 왼쪽 양천부혈 금순서의 상양, 족통곡, 족임읍, 양곡, 족삼리

치료 과정: 첫 번째 치료 후 모든 통증이 즉시 줄어들었다. 6 회의 치료만으로 대부분의 강도, 빈도, 지속시간을 없앨 수 있었다. 3 개월 후, 그녀는 임신 중 편두통과 구토를 위해 3 회의 침 치료료 세션을 받았다. 다시 한 번, 완화 효과는 극적으로 나타났다.

논의: 혈자리들이 체질적으로 올바르다면, 임신 중에도 금기 사항이 문제되지 아니하였고. 오히려 안전하게 도움이 되었다.

## 사례 7: 비염

Volker B., 남성, 60 세, 엔지니어

불만사항: 9 개월 동안 지속적인 후비루가 있었고, 매일 사용하는 비강 스프레이는 부비동을 열어주는 데 도움을 주었지만, 분비물은 동일했다고 호소하였다.

혈: 왼쪽 양천부혈 금순서의 상양, 족통곡, 족임읍, 양곡, 족삼리

치료 과정: 환자는 2 주 동안 4 회의 침 치료를 받았고, 첫 방문 후 후비루가 상당히 줄어들었다. 이후의 각 치료도 강도, 빈도 및 지속시간을 줄이는 데 추가적인 도움이 되었다. 4 번째 방문에서 환자는 전반적으로 50% 이상 개선되었다고 하였다.

논의: 부비동염과 후비루는 일반적으로 잘못된 식품 성분으로 인해 발생하여 몸이 알레르기 유발 물질을 가리기 위해 점액을 생성하도록 자극한다. 그러나 이 환자는 원인이 사라진 후에도 가라앉지 않는 유발 요인이 있었던 것으로 보인다.

## 사례 8: 목, 머리, 귀 통증; 오피오이드 금단 증상

Pamela V., 여성, 50 세, 프로젝트 매니저

불만사항: 1 년 동안 지속적인 목, 머리, 왼쪽 귀 통증이 있었다. 이 통증은 뜨거운 샤워, 높은 소음 및 불안으로 악화되었다. 철저한 검사 결과 경추 디스크 탈출증 및 가능성 있는 다발성 경화증 외의 문제는 배제되었고. 불안을 호소하였다.

혈: 왼쪽 양천부혈 금순서의 상양, 족통곡, 족임읍, 양곡, 족삼리

치료 과정: 환자는 현재까지 주 2 회의 방문으로 12 회의 침 치료를 하였고, 첫 번째 치료에서 통증이 즉시 완화되었다. 환자는 두 번째 방문에서도 통증 완화가 여전히 좋았다고 보고하며 진통제인 비코딘의 복용량을 줄이기로 결정하였다. 각 치료는 통증을 줄이는 것뿐만 아니라 강도, 빈도 및 지속시간 측면에서도 전반적인 만족감을 높이는 데 추가적인 도움이 되었다. 통증과 화학적 금단 증상은 하루하루 약간의 변동을 보였으나, 주간 개선은 확실했다. 육체적인 다발성 경화증이 재발하더라도 침 치료 후 즉각적인 효과가 있었다.

## 사례 9: 알코올 금단 및 간부전

Darin A., 남성, 52 세, 과학자

불만사항: 환자는 과도한 음주로 인한 간부전으로 금주 생활 시설에 자발적으로 입소하였다고 했다. 또한, 오른쪽 무릎, 왼쪽 아킬레스건, 왼쪽 엉덩이에 통증이 있었으며, 이는 장시간 서 있거나 눕는 것으로 악화되었다.

혈: 오른쪽 양천부혈 금순서의 상양, 족통곡, 족임읍, 양곡, 족삼리

치료 과정: 그는 현재까지 주 2 회의 방문으로 11 회의 침 치료를 하였다. 각 치료는 마음의 불편함과 몸의 통증을 완화하는 데 눈에 띄게 도움이 되었고, 또한 그는 다리의 부종이 현저하게 줄어드는 것을 느꼈으며, 이는 그의 간이 더 정상적으로 기능하고 있다는 것을 알 수 있었다.

토론: 침 치료는 통증과 염증을 줄이는 것뿐만 아니라 간을 포함한 장기의 치유를 촉진한다.

## 사례 10: 요통 및 좌골신경통

Saeed S., 남성, 56 세, 토목 엔지니어

불만사항: 환자는 만성 요통과 왼쪽 다리 전체에 지속적인 신경 통증을 호소했다. 그는 이전에 3 회의 경막외 주사와 수술을 받았으나, 어떤 것도 유의미한 완화를 제공하지 못했다고 하였다.

혈: 왼쪽 양천부혈 목순서의 족규음, 전곡, 함곡, 양계, 위중

치료 과정: 환자는 5 년 동안 치료를 받았다. 처음 두 달 동안 주 2 회의 침 치료로 대부분의 통증이 사라졌다. 이후로는 환자가 왼쪽 종아리 근육의 긴장을 느낄 때마다 또는 한두 달에 한 번 침 치료를 받으러 내원했다.

토론: 구조적 문제가 있어도 많은 사람들이 지속적인 통증 완화를 경험한다. 좌골신경에 압박을 가하는 구조적 문제를 외과적으로 제거하면 침 치료의 효과가 증가한다.

## 사례 11: 벌에 쏘인 후 알레르기 반응

Callan K., 남성, 8 세, 학생

불만사항: 클리닉에 내원하기 3 일 전, 환자는 오른쪽 발에 벌에 쏘인 반응으로 건초열 증상을 겪었다. 발이 부풀어오름, 목의 부풀어오름, 101.3°F 의 발열, 그리고 무기력과 같은 초기 반응의 대부분은 침 치료가 시작되기 전에 가라앉았다. 남아 있는 증상인 재채기와 아침의 부비동 분비물은 쏘인 후 한 달 이상 지속되었다.

혈: 오른쪽 양천부혈 목순서의 족규음, 전곡, 함곡, 양계, 위중

치료 과정: 환자는 3 주 동안 총 7 회의 치료를 하였다. 처음 치료에서는 금순서인 상양, 족통곡, 족임읍, 양곡, 족삼리 후 벌 쏘인 부위의 부기가 크게 줄어들었지만 건초열은 여전하였다. 다음 날 치료는 족규음, 전곡, 함곡, 양계, 위중의 목순서로 변경되었고, 더욱 큰 완화가 나타났다. 목순서를 사용한 네 번째 치료 이후, 건초열 증상이 완전히 멈췄다.

토론: 이 사례에서 침 치료는 이미 진행 중인 신체의 회복이 가속화했다. 환자는 초기 치료 후 4 일 후 무대에서 공연할 예정이었기 때문에 증상이 없는 것이 필수적이었다. 소아 침 치료는 특히 중요한 치료 방법으로, 어린이가 일반적으로 성인보다 더 잘 반응하기 때문이다. 치료 중 목순서와 금순서의 비교는 종종 의미 있는 결과를 낳아 시술자가 어떤 프로토콜이 더 나은지 식별할 수 있게 해주었다.

## 사례 12: 오른쪽 어깨 유착성 관절낭염

Aihua Z., 여성, 47 세, 예술가

불만사항: 통증은 첫 클리닉 방문 2 개월 반 전부터 시작되었다. 물리치료는 유착을 풀고 환자의 운동 범위를 증가시키는 데 도움을 주었지만, 오른쪽으로 자는 것은 여전히 어려웠다.

혈: 오른쪽 양천부혈 목순서의 족규음, 전곡, 함곡, 양계, 위중

치료 과정: 환자는 주 2 회 내원했다. 금순서인 상양, 족통곡, 족임읍, 양곡, 족삼리를 사용한 처음 두 번의 방문에서는 큰 개선이 없었지만, 일부 통증 완화는 있었다. 그러나 세 번째 방문에서는 목순서인 족규음, 전곡, 함곡, 양계, 위중으로 변경하자 불편함의 강도, 빈도 및 지속 시간이 극적으로 개선되었다. 통증은 매주 유의미하게 감소했다. 세 번째 방문 후, 환자는 오른쪽으로 잘 수 있게 되었다.

토론: 예술가인 이 환자는 하루 종일 팔을 사용하였다. 일상 업무 일정을 중단하지 않고도 침 치료는 그녀의 통증을 점차 줄이고 어깨의 운동 범위를 점차 늘리는 효과를 보였다.

## 사례 13: 허리 통증 및 좌골신경통

Goody P., 남성, 66 세, 은퇴

불편사항: 환자는 3 년 전 간호사로 일하면서 환자를 들어 올리다 요추에 부상을 당했다. 이후 왼쪽 허벅지에서 무릎까지 방사되는 좌골신경통이 발생했다. 누워있을 때, 앉아있을 때, 서있을 때를 포함하여 모든 자세에서 통증이 있었다. 매일 새벽 3 시에 통증으로 잠에서 깼다. MRI 결과는 퇴행성 디스크 질환을 보여주었지만 디스크 탈출은 없었다.

혈: 왼쪽 양천부혈 목순서의 족규음, 전곡, 함곡, 양계, 위중
치료 과정: 환자는 4 주 동안 주 2 회의 침 치료를 받았다. 첫 번째 치료에서는 금순서에 따라 상양, 족통곡, 족임읍, 양곡, 족삼리를 사용했으며, 즉각적으로 통증이 줄어들었다. 환자는 한밤중에 깨지 않고 숙면을 취했다. 3 회 치료 후 통증은 9.5/10 에서 6/10 으로 감소했다고 보고했다. 그러나 4 번째와 5 번째 치료는 추가적인 완화를 제공하지 못했다. 이후 치료점을 목순서로 변경하였고, 이 변경이 더 효과적이었다. 환자는 치료 중 치료 침상에 누워있는 동안 허리 및 좌골신경통이 실시간으로 완화되는 것을 느꼈다.

유럽으로의 긴 비행과 10 일간의 잦은 보행에도 통증이 없었다. 그러나 귀국 하루 전, 넘어져 왼쪽 무릎에 심한 통증이 발생했다. 특히 계단을 오르내릴 때 걷기가 매우 어려웠다. 다시 목순서를 사용하여 치료 후, 4 회의 치료로 거의 통증이 사라졌다.

논의: 일부 환자는 금순서와 목순서 모두에서 좋은 완화를 경험하였다. 그러나 대부분의 경우, 한 가지 순서가 다른 순서보다 장기적인 완화에 더 효과적이다. 또한, 올바른 천부혈은 동일 환자의 여러 문제를 치료한다. 이러한 이유로 둘체질침(Bisoma)은 예측 가능성과 신뢰성을 높인다.

## 사례 14: 경추 디스크 탈출증

Edina R., 여성, 54 세, 은퇴

불만사항: C5-T1 경추 디스크 탈출로 신경 압박이 발생하여 왼쪽 어깨, 팔, 손으로 방사되는 신경염을 일으켰다. 한 달 반 전 집에서 격렬한 신체 활동을 한 후 왼쪽 목 통증과 왼손까지 방사되는 신경통이 시작되었다. 통증이 너무 심해 심장마비와 유사한 증상을 보였다고 호소하였다. MRI 에서 3 개의 디스크가 최대 3mm 까지 돌출되어 신경근을 압박하고 있는 것이 확인되었다. 왼팔과 손에 30 분 간격으로 반복적으로 따끔거리는 느낌과 잠시 동안의 마비가 생겨 수면이 방해되었다.

혈: 왼쪽 음천부혈 목순서의 대돈, 소부, 태백, 경거, 음곡

치료 과정: 첫 번째 치료 후 3 일 후, 환자는 따끔거림의 강도와 빈도가 감소했으며, 1~2 시간 간격으로 나타난다고 하였다. 세 번째 방문 후 3 일 후에는 통증의 강도와 빈도가 더욱 감소했다고 하였고, 일곱 번째 방문 때는 증상의 빈도, 강도, 지속시간에서 거의 완전한 개선이 되었다.

토론: 환자는 처방 진통제가 통증을 충분히 줄이지 못했고, 메스꺼움과 손발 부종 같은 부작용을 일으켜 침 치료를 마지막 시도로 선택했다. 다른 치료들은 일부 통증을 완화했으나 여전히 심각한 통증 에피소드를 겪고 있었다.

## 사례 15: 폐경과 신체 좌측 경련

Nancy F., 여성, 54 세, 인테리어 디자이너/시공업자

불만사항: 3 개월 전 자궁적출술과 2.5 파운드 크기의 자궁근종 제거 수술 후, 불쾌한 심리적 및 신체적 증상이 나타나기 시작했다고 하며, 아들을 생각하면 갑자기 눈물을 쏟거나 그의 이름을 부르곤 했다고 하며,. 호르몬 대체 요법은 받지 않았다. 하루 네 번씩 열감이 있었으며, 매일 아침 6 시에 열감과 가벼운 피부 습기로 인해 잠에서 깼고, 또한, 왼쪽 가슴 윗부분에 불편한 꼬르륵거림/파동감이 있었으며 왼팔과 왼다리에 통증성 근육 수축이 있었다.

혈: 왼쪽 음천부혈 목순서의 대돈, 소부, 태백, 경거, 음곡

치료 과정: 첫 번째 치료 후 아들을 생각할 때마다 갑자기 눈물을 쏟는 증상이 즉시 사라졌다. 그 후로 추가적인 에피소드는 없었으며, 왼쪽 가슴의 꼬르륵거림, 팔 통증, 다리 통증이 약 절반 정도 줄어들었다고 하였다. 3 주 동안 5 회에 걸친 침 치료 후 환자는 전반적인 큰 개선을 보였다.

토론: 침 치료는 환자의 보고가 객관적으로 검증되기 어려울 때에도 주관적이고 진단되지 않은 상태를 치료한다.

## 사례 16: 허리 통증

Concepción G., 여성, 32 세, 가사도우미

불만사항: 치료를 받기 5 년 전부터 상, 중, 하부 허리에 점점 더 심해지는 통증이 발생하여 지속적인 상태가 되었다. MRI 는 척추에 경미한 관절염이 있음을 보여주었으며, 대부분의 통증이 근육과 힘줄 경련 및 결절로 인한 것임을 나타냈다.

혈: 오른쪽 음천부혈 목순서의 대돈, 소부, 태백, 경거, 음곡

치료 과정: 총 6 회의 침 치료 세션을 받았다. 첫 2 주 동안은 주 2 회 방문했으며, 이후에는 주 1 회씩 치료를 받았다. 첫 번째 치료 후부터 점점 더 많은 통증 완화를 느꼈다. 그러나 환자는 하루 종일 30 분 점심시간 외에 강도 높은 육체 노동을 하는 직업 특성상, 매시간마다 휴식을 취하라는 조언을 하였다.

토론: 침 치료는 도움이 될 수 있지만, 이와 같은 치료를 의존하는 것은 바람직하지 않았다. 왜냐하면 신체는 일정량의 손상만을 견디고 회복할 수 있기 때문이다. 환자가 젊었기 때문에 완전한 회복이 기대되었지만, 문제를 해결할 신체의 한계를 초과하여 삶의 질에 영향을 미치는 것은 좋은 생각이 아니다.

## 사례 17: 허리 통증, 열감, 손을 무의식적으로 꽉 쥐는 신경성 습관

Renee K., 여성, 57 세, 주부

불만사항: 환자는 만성적인 허리 통증을 겪고 있었다. 1 년간의 물리치료가 일부 완화 효과를 주었지만, 샤워 중 허리 통증이 악화되어 침 치료를 받기로 결정했다. 또한 왼손을 꽉 쥐고 밤에 손톱을 뜯는 습관과 하루 10 회 정도의 열감을 나타냈다.

혈: 왼쪽 음천부혈 목순서의 대돈, 소부, 태백, 경거, 음곡

치료 과정: 환자는 주 2 회 방문하였다. 첫 번째 방문 후 허리 통증이 빠르게 완화되는 것을 느꼈는 효과가 있었고, 세 번째 방문 시, 손톱을 뜯거나 손을 주먹 쥐는 무의식적 행동이 줄어들고, 손의 통증이 감소했다고 보고했다. 열감도 점차 줄어들었다. 여덟 번째 방문 시 허리 통증, 열감, 손 통증이 대부분 사라졌고, 열두 번째 방문 시에는 통증과 불편함이 거의 없어지게 되었다.

토론: 침 치료는 여러 문제를 동시에 치료하기 때문에 진정한 의미에서의 전체론적 의학이라고 할 수 있다. 척추 통증, 신경성 습관, 호르몬 불균형과 같은 다양한 문제를 한 번에 해결할 수 있다.

## 사례 18: 현기증

Dena L., 여성, 55 세, 주부

불만사항: 처음 내원 시 환자는 지난 3 일 동안 현기증과 약간의 메스꺼움을 겪고 있었으며, 그중 이틀은 침대에 누워 있어야 했다. 현기증은 14 년 전 임신 중에 처음 시작되었고, 이후로 네 번의 심각한 재발 에피소드와 함께 만성적인 허리 통증도 있었다.

혈: 왼쪽 음천부혈 목순서의 대돈, 소부, 태백, 경거, 음곡

치료 과정: 환자는 주 2 회씩 총 6 회 치료를 하였다. 첫 번째 치료 후 바로 그날 하루 동안 현기증이 사라졌다. 이후 매 치료마다 추가적인 완화 효과가 있었고, 여섯 번째 방문 시, 현기증과 허리 통증이 거의 사라졌다.

토론: 침 치료는 약물 치료보다 더 빠르게 효과를 나타내는 경우가 많았다. 또한, 침 치료는 신체가 스스로 치유할 수 있도록 돕기 때문에 그 효과가 오래 지속되는 경우가 많았다.

## 사례 19: 편두통

Scott L., 남성, 48 세, 영화 편집자

불만사항: 내원 7 일 전부터 환자는 이마, 눈 주위, 머리 옆 부분에 지속적인 편두통을 겪었다. 어린 시절부터 긴장형 두통이 시작되어 점차 편두통으로 악화되었다. 약물은 가끔만 효과가 있었고, 또한 환자는 만성적인 허리 통증도 있었다.

혈: 왼쪽 음천부혈 목순서의 대돈, 소부, 태백, 경거, 음곡

치료 과정: 6 주 동안 주 2 회 침 치료를 시행하였고, 이후 3 번은 2 주 간격으로 추가로 치료하였다. 첫 방문 당시 편두통 강도는 6/10 이었으며, 첫 치료 후 다음 날 아침에는 두통과 허리 통증이 절반 이상 줄었다. 이후 각 치료시마다 추가적인 완화 효과가 있었다. 일곱 번째 방문 시, 그는 일주일에 한 번 정도만 약한 두통과 허리 통증을 경험했는데 여덟 번째와 아홉 번째 방문 시에는 증상이 모두 사라졌다.

토론: 침 치료는 종종 문제를 완전히 제거하기 때문에, 삶의 질이 정상화되는 것이 한의사의 가장 큰 자부심이 되기도 한다.

## 사례 20: 파킨슨병 초기 증상

Lisa K., 여성, 53 세, 주부

불만사항: 환자는 첫 내원 두 달 전에 파킨슨병 진단을 받았다. 특히 빨리 걸을 때 왼쪽 다리 아래쪽, 특히 발가락에 경련이 발생했다. 또한 하루에 두 번 미약한 열감을 경험했으며, 목의 경직으로 인해 가동 범위가 감소하고 왼쪽 팔꿈치의 약화가 있었다.

혈: 왼쪽 음천부혈 목순서의 대돈, 소부, 태백, 경거, 음곡
치료 과정: 첫 4 주 동안 주 2 회, 이후 주 1 회로 총 46 회의 침 치료를 하였다. 10 회 치료가 끝날 무렵에는 파킨슨병 관련 미약한 불편감을 제외하고 증상이 거의 사라졌다.

환자는 파킨슨병 관리와 웰빙 유지 차원에서 주 1 회 치료를 지속하였다. 환자는 "놀라운" 웰빙 감각이 일반적으로 3 일에서 7 일간 지속된다고 말했으며,. 또한 환자는 고품질의 깨끗한 식단을 유지하고, 전신을 강화하고 탄력 있게 하는 요가와 같은 규칙적인 운동을 병행하였다.

토론: 기대 수명과 삶의 질에 대한 욕구가 증가함에 따라, 침 치료는 신체와 정신이 최적의 상태로 기능하도록 돕는 훌륭한 강장제가 될 수 있다.

## 사례 21: 관절염이 있는 엄지손가락과 좌골신경통

Brian S., 남성, 72 세, 은퇴

불만사항: MRI 검사 결과 양쪽 엄지손가락 관절에 심각한 관절염이 확인되었다. 코르티손 주사는 더 이상 효과가 없었다.

혈: 오른쪽 음천부혈 목순서의 대돈, 소부, 태백, 경거, 음곡

치료 과정: 환자는 총 16 회의 침 치료를 받았으며, 처음 6 번은 주 2 회, 이후 주 1 회 치료를 받았다. 첫 방문 후 엄지손가락의 통증이 다소 완화되었다고 보고했다. 통증 강도는 같았지만, 통증이 완화되는 시간이 늘어났다. 예를 들어, 2 주 차 증상이 1 주 차에 비해 전반적으로 나아졌다. 4 번째 방문에서 환자는 오른쪽 좌골신경통이 강도와 빈도 모두 상당히 감소했다고 말했다. 치료 전에는 앉아 있을 때 특히 운전 시 다리 통증이 심하다고 호소했는데. 9 번째 방문까지 엄지손가락 통증이 거의 절반으로 줄었으며 좌골신경통은 거의 사라졌다고 보고하였다. 15 번째 방문에서는 엄지손가락 통증이 크게 호전되었고, 이후 받은 코르티손 주사가 남은 통증을 완전히 제거하였다.

토론: 엄지손가락 관절이 뼈끼리 맞닿아 있는 상태여서 침 치료의 범위를 벗어나긴 했지만, 환자는 활동적인 생활을 유지하고 싶어 하여 침 치료를 통한 통증 완화를 원했고,  그는 긴 회복 기간과 성공 결과의 불확실성 때문에 수술을 원하지 않았다.

침 치료가 관절 수술의 대체는 아니지만 때때로 유효한 대안이 될 수 있다는 것을 알 수 있었다. 좌골신경통통증의 큰 감소는 침 치료의 전인적 치유 접근이 여러 가지 이점을 제공할 수 있음도 보여준다.

## 사례 22: 섬유근육통

David I., 남성, 46 세, 응급 구조사

불만사항: 환자는 19 세 때 섬유근육통 진단을 받았다. 25 세에 받은 침 치료를 통해  통증이 사라졌지만, 3 년 전 통증이 다시 나타났다. 환자는 전신에 심한 통증(8-9/10)을 지속적으로 느꼈다.

혈: 오른쪽 음천부혈 목순서의 대돈, 소부, 태백, 경거, 음곡

치료 과정: 환자는 처음 6 번은 주 1 회, 그 이후에는 격주로 침 치료를 받았다. 첫 치료 후 무릎과 허리 통증이 대부분 사라졌다. 세 번째 치료 이후 아침에 자주 발생하던 두통이 덜 빈번해졌다. 통증 강도는 변동이 있었지만 매주 개선되었고,. 6 번의 치료 후 대부분의 날에 통증 수준이 1-2/10 로 감소했다.

토론: 통증이 매우 심하고 지속적이었기 때문에, 환자는 불편함을 최소화하고 마음의 평안을 위해 격주 침 치료를 계속 받았다.

## 사례 23: 만성 기침

Margie R., 여성, 70 세, 은퇴

불만사항: 지난 1 년 동안 환자는 하루 종일 지속되는 만성 기침에 시달렸으며, 저녁에 더욱 심해졌다. 약물 치료는 큰 도움이 되지 않았다.. 특히 알레르기 시즌 동안 기침이 더욱 악화되었다.

혈: 오른쪽 음천부혈 목순서의 대돈, 소부, 태백, 경거, 음곡

치료 과정: 첫 번째 치료로 기침과 만성 부비동염이 즉시 완화되었다. 세 번째 치료 후 환자는 기침이 절반 이상 개선되었다고 보고하였다. 태음인과 소양인 체질로 진단받은 환자는 증상의 재발을 최소화하기 위해 닭고기와 같은 온열성 음식을 줄이도록 권고하였다.

토론: 일부 사람에게 기침, 부비동염, 건초열은 특정 음식 성분에 대한 알레르기 반응이나 불내증(체내에서 유당을 분해하지 못해 소화 흡수가 되지 않는 질환)을 나타낼 수 있다. 이러한 증상은 몸이 유해한 성분을 배출하고자 목과 비강을 통해 반응하는 신호일 수 있다.

## 사례 24: 왼쪽 주관절 터널 증후군

Sharon N., 여성, 57 세, 재무

불만사항: 환자는 국소 염증과 경추 방사통으로 인한 왼쪽 주관절 터널 증후군에 시달리고 있었으며, 이로 인해 지속적인 통증이 6/10 수준이었다.

혈: 왼쪽 음천부혈 목순서의  대돈, 소부, 태백, 경거, 음곡

치료 과정: 첫 번째 치료 후, 환자의 통증은 다음 날 3/10 수준으로 감소하였고, 이후 모든 치료에서 계속해서 개선되었다. 여섯 번째 치료 후, 그녀는 대부분의 통증이 사라졌다고 말했다. 추가 치료를 통해 환자는 신체 활동을 늘리면서 증상이 최소한으로 악화되는 경험을 할 수 있었다.

토론: 침 치료를 받게 된 주된 이유는 환자가 바쁜 업무 일정에서 벗어나 주 2 회 골프를 즐기고 싶어 했기 때문이다. 침 치료는 처방약이나 일반의약품 진통제를 사용하지 않고도 그러한 활동 중이나 후에 악화를 예방하는 데 도움이 되었다.

## 사례 25: 천식₩

Trent R., 남성, 17 세, 학생

불만사항: 환자는 어린 시절부터 반복적인 천식에 시달려왔다. 클리닉에 방문하기 전 5 주 동안 지속적인 호흡곤란 때문에, 항생제, 스테로이드, 흡입기 및 기타 약물이 증상을 조절했지만, 격렬한 운동은 오히려 증상을 악화시켰다.

혈: 오른쪽 음천부혈 목순서의 대돈, 소부, 태백, 경거, 음곡

치료 과정: 환자는 주 2 회 총 18 회의 침 치료를 하였다. 처음 7 회의 치료는 금순서의 음 천부혈 점인 소상, 연곡, 태충, 영도, 음릉천에서 진행되었으며, 이는 상당한 완화를 제공하여 환자가 최소한의 호흡 문제로 일상생활을 할 수 있게 되었다. 장거리 달리기 대회 후 심한 천식 발작이 재발하여, 이후 11 회 치료는 목순서의대돈, 소부, 태백, 경거, 음곡으로 진행되었으며, 이 치료 기간 동안 환자의 호흡이 매주 개선되었고 격렬한 운동이 심한 천식 발작을 유발하지 않았다.

토론: 어린 시절의 천식은 성인이 되면 종종 해결된다. 그러나 지속적이고 고질적인 호흡 곤란을 겪는 일부 사람들에게는 침 치료가 문제의 상당 부분을 해결되거나 심지어 완전히 없애줄 수도 있다.

## 사례 26: 팔 통증, 목 통증, 그리고 급성 방광

Linda D., 여성, 73 세, 은퇴

불만사항: 환자의 오른쪽 상완 통증은 4 시간의 수술 후 악화되었으며, 이때 팔이 수술대에서 비정상적인 자세로 늘어져 있었다. 또한, 그녀는 굴곡 및 신전 시 중등도에서 심한 경추 통증과 함께 급성 요실금으로 인해 사회 생활에 심각한 영향을 받았다.

혈: 오른쪽 음천부혈 목순서의 대돈, 소부, 태백, 경거, 음곡

치료 과정: 그녀는 총 32 회의 치료를 받았으며, 처음 10 회는 주 2 회로 진행되었고, 이후에는 점차적으로 2 주에 한 번씩 줄어들었다. 개선은 점진적이었다. 10 회 치료 후, 그녀는 무릎을 꿇고 엎드려 팔굽히기를 할 수 있었는데, 이는 이전에는 할 수 없었던 것이었다. 그녀는 목 통증과 방광의 긴급성이 약 절반 정도 개선되었다고 말했다. 25 회 치료가 끝날 때쯤 그녀는 대부분 증상이 없었다.

토론: 환자는 증상이 재발하지 않도록 2 주에서 4 주 간격으로 계속해서 침 치료를 하였는데,  이러한 치료는 알레르기 비염, 부비동염, 그리고 간헐적으로 나타나는 두통과 같은 다른 문제들도 해결한다. 또한, 침 치료는 그녀의 마음을 편안하게 하고 몸을 상쾌하게 느끼도록 도왔다. 나아가 침 치료는 단순한 통증 완화 이상의 것이며, 건강과 웰빙을 증진하는 생활 방식이다.

## 사례 27: 요통

Steve S., 남성, 80 세, 예술가

불만사항: 환자는 적어도 10 년 동안 만성적인 요통을 경험했으나, 클리닉에 내원하기 전 3 개월 동안 점차 악화되었다. 엑스레이나 MRI 는 진행되지 않았다.

혈: 왼쪽 음천부혈  목순서의 대돈, 소부, 태백, 경거, 음곡

치료 과정: 환자는 3 주 동안 총 4 회의 침 치료를 받았다. 첫 번째 치료 후 요통이 거의 절반으로 줄어들었고, 두 번째 치료 후에는 더 개선되었다. 네 번째 방문 때쯤에는 통증이 거의 사라졌다. 한 달 후 아내와 함께 치료를 받으러 왔을 때, 그는 요통이 전반적으로 미미하다고 보고하였다.

토론: 이러한 유의미한 개선 사례는 드물다. 구조적 문제를 배제하기 위해 엑스레이나 MRI 가 진행되지 않았기 때문에, 요통이 연조직의 긴장으로 인한 것이라고 가정되었다. 그의 고령이 복잡한 요인이었을 수도 있지만, 침 치료에 대한 그의 민감성과 적절한 혈자리, 및 선택 조합이 그의 극적인 개선과 지속적인 안정의 가능성 있는 이유일 수 있다.

## 사례 28: 수술 후 요통

Marnie O., 여성, 45 세, 영업 관리자

불만사항: 35 년간의 만성 요통이 디스크 퇴행성과 척추 전방 전위증으로 인해 발생하였고, 환자는 클리닉에 내원하기 4 개월 전에 L5-S1 디스크를 수술로 융합했다. 좌골신경통과 요통 모두 크게 감소했다. 주 2 회의 물리 치료는 회복 과정에 도움이 되었지만, 요통에 남아 있는 잔여 긴장감 때문에 침 치료를 받게 되었다.

혈: 오른쪽 음천부혈 목순서의 대돈, 소부, 태백, 경거, 음곡

치료 과정: 환자는 총 7 회의 침 치료 세션을 받았으며, 처음 2 주 동안 주 2 회, 이후에는 주 1 회를 받았다. 각 치료는 상당한 도움이 되었다. 여섯 번째 방문이 끝날 즈음에는 요통의 긴장감이 대부분 사라졌다.

토론: 환자는 요통이 계속해서 개선되고 있었기 때문에 침 치료를 받기로 결정했다. 이 경우, 물리 치료가 특히 유리했는데, 이는 요통이 본래보다 더 잘 개선될 수 있도록 했기 때문이다. 요통 치료 이후 6 년 동안, 그녀는 다른 건강 문제를 해결하기 위해 침 치료를 지속했다. 이 문제들은 부신 피로, 과민성 대장 증후군, 햄스트링 염좌 등을 포함하며, 모두 같은 혈과 한약으로 성공적으로 해결되었다.

## 사례 29: 목, 중간 등, 어깨, 요통, 무릎 통증

Donald K., 남성, 48 세, 영화 편집자

불만사항: 환자는 고등학교 시절 접촉 스포츠를 하면서 발생한 만성적인 척추 통증을 매일 계속 겪었다.

혈: 오른쪽 음천부혈 목순서의 대돈, 소부, 태백, 경거, 음곡

치료 과정: 환자는 처음에 주 2 회의 속도로 12 회의 치료를 받았으며, 점차 주 2 회에서 격주 1 회로 줄어들었다. 첫 번째 치료 후, 환자는 목과 요통이 거의 절반 정도 완화되었고, 각 세션 후에 통증이 점진적으로 줄어들었다. 여섯 번째 방문 후, 환자는 일주일 여행을 갔다가 구멍에 발을 삐끗해 오른쪽 무릎을 다쳤는데, 돌아온 후, 그는 척추 통증은 안정되었지만 새로운 부상 때문에 지팡이를 짚고 걸어야 했다. 이후의 치료로 모든 통증, 특히 새로운 무릎 부상도 완화되었다. 열 번째 방문 시점에는 통증에 대한 불만이 전혀 없었다.
그의 업무는 컴퓨터 앞에서 장시간 앉아 있는 것이기 때문에, 2 주 후에 목 통증이 다시 발생했다. 그는 침 치료가 즉시 긴장을 완화해 주며, 개선된 상태가 최소 10 일간 지속된다고 하였다.

토론: 20 년 된 오래된 부상으로 인한 척추 통증도 침 치료로 완화될 수 있다. 치료 과정 중 무릎의 새로운 부상은 추가적인 혈을 추가하지 않고도 해결할 수 있었다. 환자의 직업 특성상 장기간 앉아 있어야 했기 때문에, 그는 목과 어깨 통증을 악화되지 않도록 격주로 침 치료를 지속적으로 받고 있다.

## Case 30: 오른쪽 종아리 통증

로이 H., 남성, 72 세, 퇴직 기계 엔지니어

불만 사항: 환자는 오른쪽 종아리 근육에서 지속적이고 강렬한 찌르는 듯한 통증을 경험하고 있었다. 통증은 첫 진료 방문 전 4 주 동안 악화되었고, 밤에 가장 강해져 수면을 심각하게 방해하였다. 통증 완화를 위해 매일 밤 복용한 마약성 진통제 노르코(Norco)는 3~4 시간만 효과가 있었다.

혈: 오른쪽 음천부혈 목순서의 대돈, 소부, 태백, 경거, 음곡

치료 과정: 환자는 총 6 회의 치료를 받았다. 통증이 시작된 지 4 주 만에 처음으로 저녁에 통증이 사라졌다. 두 번째 치료 후, 5 일 중 2 일 저녁에 통증이 있었지만 통증의 강도가 덜하고 지속 시간도 짧았다. 다섯 번째 방문 이후에는 종아리 근육 경련이 전혀 재발하지 않았다.

논의: 환자의 배우자는 30 년 동안 대형 지역 병원에서 응급실 간호사로 근무했으며, 여러 가지 요법과 약물을 추천했지만 그 중 어느 것도 상당한 완화를 제공하지 못했다. 처방약인 노르코는 유일하게 상당한 완화를 제공했지만, 그 효과는 일시적이었으나, 몇 번의 침 치료만으로도 문제가 해결되었다.

## Case 31: 목 통증

메리 C., 여성, 89 세, 퇴직

불만 사항: 8 개월 전 자동차 사고로 경추 손상을 입은 후, 환자는 여전히 지속적이고 심한 목 통증을 겪고 있었다. 또한, 머리 바닥에서 우르르하는 소리가 난다고 호소 하였고, 약물 치료는 어느 정도 완화를 제공했지만, 시간이 지나도 환자는 큰 개선을 느끼지 못했다.

혈: 오른쪽 음천부혈 목순서의 대돈, 소부, 태백, 경거, 음곡

치료 과정: 환자는 7 주 동안 총 12 회의 치료를 받았으며, 각 침 치료 방문 후에 눈에 띄게 중요한 점진적 개선이 있었지만, 때때로 통증이 일시적으로 증가하기도 했다. 그녀의 운동 범위가 증가했고, 경추의 전방 돌출이 덜 두드러지게 되었으며, 통증이 감소하고 머리에서 우르르하는 소리가 상당히 줄어들었다.

논의: 고령으로 인한 관절염을 앓고 있음에도 불구하고, 환자는 상당한 개선을 보였다. 침 치료는 단순히 통증 완화뿐만 아니라, 활발한 생활 방식을 유지하는 데 도움을 줄 수 있기 때문에 점점 증가하는 노인 인구에게 매우 유익하다.

## Case 32: 안면 신경 마비

제임스 G., 남성, 50 세, 사업가

불만 사항: 환자는 진료소에 방문하기 11 일 전 갑작스럽게 왼쪽 얼굴 마비가 발생하였다.. 감각 저하 외에도 약간의 운동 기능 상실이 있었다. 예를들어, 한쪽 눈을 감을 수 없었고 환자는 미소를 지을 수도 없었다.

혈: 왼쪽 음천부혈 목순서의 대돈, 소부, 태백, 경거, 음곡과 두부혈 사백 (ST2), 지창 (ST4), 협거 (ST6)

치료 과정: 환자는 총 6 회의 치료를 받았다. 첫 번째 치료 후, 환자는 눈을 깜빡일 수 있게 되었고, 확실한 미소를 지을 수 있었으며, 더 편안하게 씹을 수 있었다. 세 번째 치료 후, 환자는 얼굴 운동 기능이 거의 전반적으로 개선되었다고 보고하였다.

논의: 벨 마비의 개선 속도는 개인마다 다르지만, 조기에 치료를 받으면 빠르게 개선될 수 있다. 이 환자는 침 치료를 받기 전에는 증상의 개선이 없었다. 경험한 갑작스러운 완화는 침 치료가 신체의 치유 능력을 활용하는 힘을 나타낸다.

## Case 33: 전신의 수술 후 통증

나탈리 N., 여성, 32 세, 교사

불만 사항: 환자는 진료소에 방문하기 1 년 이상 전에 유방암으로 인해 양쪽 유방 절제술과 네 개의 림프절을 제거했다. 그 후 방사선 치료를 받았으며 수술 회복이 느렸으며, 오른쪽 유방 부위의 부기와 오른쪽 겨드랑이 및 어깨날의 통증이 지속되었다.

혈: 오른쪽 음천부혈 목순서의 대돈, 소부, 태백, 경거, 음곡

치료 과정: 환자는 2 년 반에 걸쳐 총 33 회의 치료를 받았다. 처음에는 주 2 회 치료를 시작했으며, 점차 월 1 회 또는 필요에 따라 치료를 받았다. 첫 번째 치료 후, 환자는 정신적으로, 정서적으로, 신체적으로 더 균형 잡힌 느낌을 받았다. 여섯 번째 치료 후, 증상이 대부분 사라졌다. (1) 소부, 대도, 음릉천, 음곡, 어제, 척택 (HT8, SP2, SP9, KD10, LU10, LU5)과 (2) 부류, 연곡, 소부, 행간, 중봉, 경거 ( KD7, KD2, HT8, LR2, LR4, LU8) 조합으로 확인된 태양성 소음인(목허, 화허, 토허, 금실, 수실) 체질은 신체 생리 조절에 영향을 미치는 유해 및 유익한 식품 성분을 식별하는 데 도움을 주었다.

논의: 이 글을 작성할 당시, 간에 있는 점과 상승된 혈액 지표가 암이 재발했을 가능성을 보여주었다. 환자는 첫 번째 항암 치료 후 침 치료를 재개했다. 그녀는 두 번째 항암 치료가 첫 번째만큼 불편하지 않았다고 보고했다. 이 환자의 둘체질침 프로토콜을 아는 것은 미래 건강 문제의 정확한 치료를 가능하게 했으며, 감별 진단을 할 필요가 없었다. 또한

둘체질침은 진행 중인 새로운 건강한 세포의 성장을 제안하는 항암 치료에도 불구하고 환자의 혈액 헤모글로빈 수치를 안정화시켰다.

## Case 34: 특발성 말초신경병증

브렌다 R., 여성, 69 세, 은퇴

불만 사항: 환자는 2 년 동안 발의 신경병증—특히 무감각(즉, 감각 없음)—으로 고통받아 내원하였다. 원인은 알려져 있지 않았다. 그녀는 조심스럽게 걸어야 했고 갑작스러운 균형 상실에 대비해 안정적인 물체를 잡을 준비를 해야 했다.

혈: 왼쪽 음천부혈 금순서의 소상, 연곡, 태충, 영도, 음릉천

치료 과정: 환자는 주 2 회 침 치료를 받았다. 처음 두 번의 치료는 대돈, 소부, 태백, 경거, 음곡의 목순서 음천부혈로 진행되었으나 통증 완화 효과는 없었다. 세 번째 방문에서 혈자리를 금순서의 소상, 연곡, 태충, 영도, 음릉천으로 변경하였다. 그 결과, 환자는 2 년 만에 처음으로 균형이 개선되었다고 하였다. 여섯 번째 방문 시, 환자는 촉각이 증가하여 신발의 감각을 느낄 수 있게 되었다고 했으며. 열네 번째 방문에서는 환자가 전반적으로 거의 절반 정도 개선되었다고 보고했다.

논의: 환자가 침 치료를 받으려는 주요 이유는 넘어져서 뼈가 부러질까 걱정했기 때문이다. 지속적인 신경병증은 그녀의 삶의 질과 독립성을 크게 저하시켰다. 그녀는 발에서 약간의 감각을 느낄 수 있게 되어 큰 안도감을 느꼈다고 말했다.

## Case 35: 왼쪽 종아리 부상

톰 B., 남성, 55 세, 재무

불만 사항: 스키 사고로 인해 왼쪽 종아리 근육에 찢어짐이 발생하여 통증이 7/10 의 강도로 나타났다. 10 일 간의 휴식 후에도 개선이 없자 환자는 침 치료를 받기로 결정했다.

혈: 왼쪽 음천부혈 금순서의 소상, 연곡, 태충, 영도, 음릉천

치료 과정: 환자는 주 1 회 치료를 받았다. 처음 치료는 대돈, 소부, 태백, 경거, 음곡의 목순서 음천부혈로 진행되었으나 통증 완화 효과가 없었다. 두 번째 금순서 치료는 즉각적으로 거의 절반 정도의 통증 완화를 제공하여 수영할 때 큰 통증 없이 가능하게 하였다. 세 번째 치료 후에는 30 분간 편안하게 타원형 운동을 할 수 있게 되었다. 다섯 번째 방문에서는 환자가 약간의 긴장을 보고했지만, 그 외에는 정기적인 운동에 문제는 없었다.

논의: 급성 염좌와 긴장은 침 치료로 빠르게 개선될 수 있으며, 이는 일반적인 약물 치료와 요법이 효과를 보이지 않을 때에도 마찬가지다.

## Case 36: 양측 고관절 이형성증 및 현기증

김 H., 여성, 58 세, 주부

불만 사항: 만성적인 오른쪽 및 왼쪽 고관절 이형성증으로 인해 통증이 5/10 의 강도로 나타났다.

혈: 오른쪽 음천부혈 금순서의 소상, 연곡, 태충, 영도, 음릉천

치료 과정: 환자는 처음 3 주 동안 주 2 회 방문했다. 이후 방문 빈도가 점차 줄어들어 월 1 회로 변경되었다. 첫 번째 치료 후, 환자는 고관절 통증을 악화시키지 않고 운동 자전거를 이용해 운동할 수 있게 되었다. 일곱 번째 방문 시, 환자는 전반적으로 큰 통증 완화를 보고했으며, 후속 방문에서도 지속적인 개선이 있었다. 열 번째 방문 후, 환자는 갑자기 순간적인 기절과 매일의 어지러움증을 유발하는 현기증이 발생하여 더 이상 출근할 수 없게 되었다. 같은 혈 조합이 이러한 새로운 증상을 즉시 완화시켰고, 환자는 계속해서 개선되었다. 추가로 일곱 번의 방문이 끝날 무렵, 현기증 증상은 거의 완전히 사라졌다.

논의: 같은 둘체질침 침 치료 지점이 서로 다른 시간에 발생하는 다양한 문제를 해결한다. 또한, 환자는 각 침 치료 세션 후에 행복감이 증가하여 신체와 정신이 더 효율적으로 작동하고 있음을 나타났다.

## Case 37: 두드러기

타키야 R., 여성, 36 세, 인터넷 컨설턴트

불만 사항: 환자는 20 세부터 만성적인 두드러기를 경험해 왔다고 호소하였다. 클리닉에 방문하기 전 6 개월 동안 두드러기가 더욱 심해지고 지속적으로 나타나면서 몸 전역에 빨갛고 가려운 반점이 생겼다.

혈: 오른쪽 음천부혈 금순서의 소상, 연곡, 태충, 영도, 음릉천

치료 과정: 환자는 3 주 동안 주 2 회, 총 6 회의 치료를 받았다. 대돈, 소부, 태백, 경거, 음곡의 목순서에서 시행된 첫 번째 치료는 통증 완화 효과가 없었다. 두 번째 치료에서 소상, 연곡, 태충, 영도, 음릉천의 금순서를 적용하자 대부분의 가려움증이 즉시 멈췄다. 이후 며칠 동안 두드러기는 가벼운 강도의 범위 내에서 변화했다. 두 번째 주가 끝날 무렵, 붉은 염증 반점은 대부분 사라졌다. 그 이후로 거의 100% 개선이 유지되고 있었다.

논의: 항히스타민제, 항염증제, 진통제, 스테로이드 약물이 미미한 완화만 제공할 때에도, 침 치료는 많은 환자들이 찾는 장기적인 해결책이 될 수 있다.

**Case 38:** 공황 발작과 강한 배고픔 감각

로리 M., 여성, 55 세, 사무실 관리자

불만 사항: 클리닉 방문 8 개월 전 경험한 뇌진탕으로 인해 지속적인 배고픔, 머리의 혼미함, 특히 운전할 때 심해지는 공황 발작이 나타났다고 호소 하였다.

혈: 오른쪽 음천부혈 금순서의 소상, 연곡, 태충, 영도, 음릉천

치료 과정: 이 임상 사례들을 정리하는 시점에서 환자는 8 주 동안 주 2 회 치료를 받았다. 처음 4 회의 치료는 대돈, 소부, 태백, 경거, 음곡의 목순서에서 진행되었다. 각 방문 후 개선이 점진적으로 있었지만, 완화 효과는 일시적이었다. 위의 금순서로 변경하자 상당한 개선이 나타났고, 후속 치료는 불안, 배고픔, 혼미함을 더욱 완화시켰다. 16 회의 치료 후에는 거의 모든 증상이 사라졌다.

논의: 침 치료는 의식적인 결정만으로는 통제할 수 없는 증상에 영향을 미칠 수 없는 뇌의 본능적 시스템을 조정하는 데 도움을 준다.

## Case 39: 무릎 통증

마르타 R., 여성, 71 세, 은퇴

불만 사항: 환자는 양쪽 무릎, 특히 왼쪽 무릎에 만성적이고 심한 통증을 경험하고 있었다. 코르티손 주사는 통증을 완화 시켰지만, 클리닉 방문 2 주 전에 받은 마지막 주사는 단지 약간의 도움이 되었다. 무릎 촬영  결과 연골 사이에 여전히 관절 공간이 있는 것으로 나타났다.

혈: 왼쪽 음천부혈 금순서의 소상, 연곡, 태충, 영도, 음릉천

치료 과정: 환자는 주 2 회 총 7 회의 침 치료를 받았으며, 이후 점차적으로 2 주에 한 번으로 줄었다. 대돈, 소부, 태백, 경거, 음곡의 목순서에서 왼쪽 음천부혈을 사용한 첫 번째 치료는 어떤 완화도 이루어지지 않았다. 소상, 연곡, 태충, 영도, 음릉천의 금순서로 변경한 결과 통증과 부기가 유의미하게 감소했지만 일시적이었다. 이후 14 회의 치료 동안 이 순서를 지속적으로 사용하였고, 통증의 강도, 빈도, 지속 시간에 있어 거의 완전한 개선이 이루어졌다. 환자는 더 이상 지팡이를 필요로 하지 않았고, 걷는 데 어려움이 없었다.

논의: 많은 관절 통증은 뼈가 직접 맞닿아 있는 마모나 골관절염과 같은 구조적 손상이 없거나 최소한의 증상일 때 침 치료로 상당히 완화될 수 있다.

**Case 40:** 세로토닌 증후군과 모르핀 금단

보니 O., 여성, 55 세, 언어 치료사

불만 사항: 우울증, 통증, 만성 염증성 탈수초 다발 신경병증(CIDP), 루푸스 치료를 위해 복용한 다양한 처방약으로 인해 환자는 세로토닌 증후군의 증세가 나타났다. 약물을 중단했을 때 구토, 설사, 열과 오한, 조정력 상실, 10 파운드 (4.5 키로) 이상의 체중 감소, 초조함 및 불안정함과 같은 심각한 증상이 나타났으며, 이러한 증상은 1 주 이상 지속되었다. 그녀의 고통을 설명하면서 환자는 "나는 두 번이나 지옥을 다녀왔다"고 까지 고통을 호소했다.

혈: 오른쪽 음천부혈 금순서의 소상, 연곡, 태충, 영도, 음릉천

치료 과정: 환자는 10 일 동안 총 4 회의 치료를 받았다. 첫 번째 치료 후 30 분 만에 심리적 및 생리적 불편감이 크게 감소한 것을 느꼈다고 하였다. 침 치료 전에 그녀는 친구의 도움을 받아 테이블에 올라가고 양말을 벗어야 했다. 테이블에 누우면 화학적 정신 불안 초조 때문에 즉시 태아 자세를 취했다. 하지만 첫 번째 치료 후 환자의 말이 일관되게 변했다. 그녀는 혼자서 양말과 신발을 신을 수 있었고, 이후의 세 번의 치료는 지속적인 개선을 가져왔다.

논의: 이 만성 질환 환자는 지난 10 년 동안 여러 가지 처방약을 복용해 왔다. 부작용이 증가하고 약물 의존성이 커지면서 그녀는 약물 복용을 중단하기로 결정했고, 그 결과 즉시 통제할 수 없는 금단 증상으로 이어졌다고 호소하였다. 이전 방문을 통해 침 치료 프로토콜(금순서)이 이미 설정되어 있었기 때문에 새로운 문제에 대한

감별 진단을 설정하지 않고도 적절한 치료를 제공할 수 있었다. 둘체질침이 환자에게 맞춤형 프로토콜로 빛을 발하게 되었다.

## Case 41: 말초 신경병증

켈리 V., 여성, 56 세, 재무 관리자

불만 사항: 환자는 암 치료를 위해 화학요법과 방사선 요법을 받은 이후 약 1 년 동안 발과 오른쪽 손가락에서 말초 신경병증을 경험했다. 증상은 저림과 무감각을 동반했으며, 지난 6 개월 동안 개선되지 않았다.

혈: 오른쪽 음천부혈 금순서의 소상, 연곡, 태충, 영도, 음릉천

치료 과정: 이 임상 사례들을 정리할 시점에서 환자는 주 2 회, 총 30 회의 치료를 받았다. 첫 번째 치료는 대돈, 소부, 태백, 경거, 음곡의 목순서로 진행되었으며, 환자는 발에서 즉각적인 통증 완화를 느꼈고 밤에 매우 잘 자게 되었다. 말초 신경병증은 지속적으로 개선되었으며, 특히 매주 또는 격주로 눈에 띄게 좋아졌다. 14 번째 방문에서 환자는 높은 수준의 완화를 보고했다. 그러나 이후 두 번의 치료 후에는 추가적인 개선이 없었다.

17 번째 방문에서 치료 프로토콜이 소상, 연곡, 태충, 영도, 음릉천의 금순서로 변경되었다. 19 번째 방문부터 개선이 다시 시작되었고, 더 빠른 속도로 진행되어 때때로 환자는 완전히 정상적인 감각을 경험하였다. 24 번째 방문 후, 환자는 치료를 한 달간 중단했으며, 치료를 재개했을 때 증상이 안정되고 지속적인 완화를 보고하였다.

논의: 침 치료는 매우 관대하게 효과를 나타낸다. 최적의 침 치료 지점 조합이 아니더라도 일부 환자는 여전히 완화를 경험한다. 그러나 개선이 예상보다 적을 경우, 대체 프로토콜이 훨씬 더 좋은 결과를 가져올 수 있음을 알 수 있다.

## Case 42: 불안 및 공황 발작

샤를린 A., 여성, 46 세, 관리자

불만 사항: 이 환자는 평생 동안 불안과 수줍음을 느꼈으며, 선천적으로 쉽게 놀라는 성향과 자의식 때문에 잦은 공황 발작을 경험했다. 매우 내향적이어서 대중 속에서 기능하는 데 어려움을 겪었다.

혈: 왼쪽 음천부혈 금순서의 소상, 연곡, 태충, 영도, 음릉천

치료 과정: 환자는 주 2 회 총 12 회의 침 치료를 받았다. 처음 3 회의 치료는 대돈, 소부, 태백, 경거, 음곡의 목순서를 사용했지만 눈에 띄는 완화를 가져오지 못했다. 4 번째 방문에서 프로토콜이 소상, 연곡, 태충, 영도, 음릉천으로 변경되었고, 이는 극적인 효과를 가져왔다. 그녀는 밤에 더 깊이 잘 수 있었고, 행복감이 증가했다. 이 개선된 상태는 동일한 침 치료 지점을 사용하여 유지되었다.

논의: 딸의 결혼식 준비와 관련된 생각이 그녀를 공황장애 증후가 발현되게 하였다. 내향적인 성격은 그녀의 걱정을 악화시키는 데만 기여했다. 정신적 및 생리적 스트레스는 침 치료로 잘 관리되었다.

## Case 43: 경추통과 신경근염

린다 R., 여성, 65 세, 은퇴

불만 사항: X-ray 에서 C6 척추에 뼈가 자란 부분이 신경을 압박하고 있어 목의 경직과 왼쪽 팔에서 손으로 방사되는 신경통을 유발하고 있음을 보여주었다. 증상은 클리닉에 내원하기 5 개월 전, 그녀가 목이 뻣뻣한 상태로 깨어났을 때 시작되었다. 프레드니손, 진통제, 물리치료가 도움이 되었지만, 증상은 점점 더 지속적이고 빈번해졌다.

혈: 왼쪽 음천부혈 금순서의 소상, 연곡, 태충, 영도, 음릉천

치료 과정: 환자는 주 2 회 침 치료를 받기 위해 내원했다. 첫 번째 방문에서 환자는 대돈, 소부, 태백, 경거, 음곡의 목순서로 치료를 받았다. 3 일 후, 환자는 왼쪽 팔의 신경통이 즉각적이고 현저하게 감소했다고 보고했다. 두 번째 방문에서도 동일한 침 치료를 받았으며, 이 개선된 상태는 세 번째 방문까지 유지되었다. 이 시점에서 소상, 연곡, 태충, 영도, 음릉천의 금순서 치료가 이루어졌다. 이후 환자는 다음 6 회의 방문 동안 점진적이고 일관된 개선을 경험했으며, 증상의 빈도, 지속 시간 및 강도에서 거의 완전한 개선을 보였다.

논의: 일부 환자들은 덜 최적화된 침 치료 지점이 사용되더라도 처방약과 비교해 현저한 개선을 느낀다. 이는 통증이 예상보다 빨리 돌아올 때 더 효과적인 치료법을 지속적으로 시도하는 것이 한의사의 역할이다. 이 경우, 두 번째 옵션이 첫 번째보다 나았으며, 이를 통해

환자는 정상적으로 기능하고 일상 활동을 재개할 수 있는 건강 수준에 도달할 수 있었다.

## Case 44: 왼쪽 어깨와 팔 통증

샌디 K., 여성, 56 세, 개 산책사

불만 사항: 환자는 장기적인 취미인 복싱과 직업인 개 산책으로 인해 만성적인 왼쪽 어깨 통증을 앓고 있었다.

혈: 왼쪽 음천부혈 금순서의 소상, 연곡, 태충, 영도, 음릉천

치료 과정: 환자는대돈, 소부, 태백, 경거, 음곡의 목순서로 첫 번째 치료를 받은 후 약간의 개선을 느꼈다. 동일한 치료가 5 일 후 두 번째 방문에서 반복되었다. 세 번째 방문에서 환자는 두 번째 치료 후 왼쪽 팔 통증이 즉시 증가했다고 보고했다. 그러나 다음 날에는 나아졌고 전반적으로 개선되었다. 위에서 설명한 금순서 천부혈이 이보다 더 나은 처방인지 확인하기 위해 적용되었다. 네 번째이자 마지막 방문 후, 환자는 매일 점진적인 개선과 함께 상당한 전반적인 완화를 보고했다.

논의: 약간의 개선이 있을 때 치료가 올바른지 판단하기는 어렵다. 종종 차이를 비교할 수 있도록 대체 침 치료 조합이 제공된다. 이 경우, 금순서 치료가 더 큰 개선을 가져왔다.

## Case 45: 오른쪽 골반과 오른쪽 발 통증

스테파니 R., 여성, 33 세, 기업가

불만 사항: 그녀는 열렬한 운동선수이자 트레이너로서 오른쪽 골반과 오른쪽 발을 두 번에 걸쳐 다쳤다. 또한, 클리닉에 내원하기 4 년 전에 오른쪽 허벅지의 샤르토리우스와 대퇴직근을 찢었다. 계속해서 운동하고자 하는 욕구가 완전한 회복을 허락하지 않았다.

혈: 오른쪽 음천부혈 금순서의 소상, 연곡, 태충, 영도, 음릉천

치료 과정: 환자는 침 치료를 받기 위해 주 2 회 내원했다. 10 일 동안 주 2 회 총 4 회의 치료 후, 환자는 해외 여행을 떠났다. 환자는 장거리 비행과 많은 도보 중에도 다리와 발에 통증이 없었다고 보고했다. 그러나 집에 돌아오자마자 골반 저부 염증이 생겼다. 같은 종류의 침 치료가 다섯 번째와 여섯 번째 방문에서 시행되었지만, 이 새로운 통증은 악화되었고, 다리와 발의 통증은 계속해서 개선되었다. 일곱 번째 방문에서는 이전의 목순서에서 소상, 연곡, 태충, 영도, 음릉천의 금순서로 전환하여 치료했다. 30 분 이내에 환자는 통증이 약 50% 줄어든 것을 느꼈다. 이러한 금순서 천부혈을 사용한 지속적인 치료는 대부분의 통증이 사리지게 되었다.

논의: 더 나은 결과를 가져올 수 있는 다른 옵션에 마음을 열어두는 것이 중요하다. 어떤 환자들은 덜 최적화된 침 치료 조합에도 초기 치료에 잘 반응한다. 개선이 예상보다 적을 경우, 대체 조합이 더 나은

결과를 가져올 수 있다. 침 치료 프로토콜의 효과는 시간이 지남에 따라 결정되어 환자에게 최적의 치료를 보장해야 한다.

## Case 46: 근육통, 관절통, 갱년기 열감

카시 S., 여성, 58 세, 교사

불만 사항: 환자는 처음에 목 통증을 호소했으며, 이는 팔로 방사되었다. 또한 오른쪽 무릎 관절증, 족저근막염, 그리고 안면홍조가 있었다. 2 년 후, 그녀는 집에서 계단에서 넘어져서 발목과 새끼 발가락이 부러졌다. 또 다른 경우에는 자전거에서 떨어져서 천장관절에 부상을 입었다.

혈: 오른쪽 음천부혈 금순서의 소상, 연곡, 태충, 영도, 음릉천

왼쪽 양 천부혈 금순서의 상양, 족통곡, 족임읍, 양곡, 족삼리

치료 과정: 10 년 동안 환자는 이 클리닉에서 200 회 이상의 치료를 받았다. 부상과 질병의 성격에 따라 환자는 주 1-2 회 내원했다. 특정한 부상이나 상태가 없을 때는 23 주마다 정기적인 유지 치료를 받았다.

논의: 정기적인 환자로서 그녀는 둘체질침과 사암침으로 다양한 건강 문제를 해결했으며, 두 방법 모두 같은 효능을 보였다. 미리 체질에 맞는 프로토콜을 설정함으로써, 치료자는 즉각적으로 올바른 치료를 제공할 수 있다. 같은 쪽, 반대쪽, 양쪽 침 치료 모두 동일한 개선 효과를 보였다. 그녀는 열렬한 운동가로서 최적의 신체 성능을 계속해서 즐기고 있다.

# 제 5 장 개관

## 개요

둘체질침법 차원에서 환자의 질병에 대한 고통의 중요성을 인지(認知)하여 질병해결의 핵심 인물인 한의사를 중심으로 질병의 원인을 치료하는 해결의 대안(代案)에 대하여 강조한다. 문제의 근본은 질병이 해결되거나 강도가 감소하고, 빈도가 줄어들며, 지속 시간이 짧아질 때 효과적으로 다루어짐을 인식한다. 배우고 실천하기 쉬운 기술이라는 점은 이 치료 요법이 쉽게 접근 가능하다는 것을 보여준다. 따라서 원리와 효과적인 침 치료 방법이 제안되었다.

둘체질침 방법을 활용하면 한의사는 우수한 치료 효과를 달성할 기회를 창출할 수 있다. 둘체질침은 오행 원리에 뿌리를 둔 종합적인 시스템이며, 따라서 이 책에서 제시된 사례 연구는 둘체질침의 다양성을 보여주며, 통증과 염증을 해결할 뿐만 아니라 신체의 내부 및 외부 기능을 개선하는 데에도 기여한다.

이 방법은 추가적인 중재 없이도 광범위한 건강 문제를 놀라운 효과로 해결하며, 오행의 방대한 영역으로 향하는 관문 역할을 한다. 둘체질침은 신체의 자연스러운 리듬과 복잡성에 맞추어져 있어 현재 이용 가능한 가장 전체적이고 효과적인 치료법 중 하나로 자리 잡고 있다.

각장에 대해 요약을 해본다면 다음과 같다.

제 1 장에서는 둘체질침의 이론과 통계적인 효능에 대해 논의하였다. 인구의 70%는 음 천부혈이 목순서에 있고 양 천부혈이 금순서에 있으며, 이는 고대와 현대 문헌 모두에서 찾아볼수 있는 내용이다. 둘체질침은 천부혈을 단독으로 사용하는 독특한 접근법으로, 약 30%의 인구에서 선천적으로 다른 오행 순서를 나타낸다는 점을 인식한다.

금순서에서는 음의 오수혈이 금(井) → 수(榮) → 목(輸) → 화(經) → 토(合)의 순서를 따르며, 이는 30%의 인구에서 나타난다. 마찬가지로, 목순서에서는 양의 오수혈이 목(井) → 화(榮) → 토(輸) → 금(經) → 수(合)의 순서를 따르며, 이 역시 30%의 인구에서 관찰된다.

이러한 변화를 인정함으로써, 둘체질침은 치료 적용 범위를 크게 확장하며 치료의 접근성과 신뢰성을 높인다.

제 2 장에서는 둘체질침의 단계별 프로토콜을 제시하여 최적의 치료 결과를 보장하기 위해 설계되었다. 이 순서를 따르는 것이 치료의 효과를 극대화하는 이 점이 중요하다.

금순서와 목순서는 신체의 양측에서 독립적으로 나타날 수 있다는 점에 유의해야 한다. 따라서 각각의 측면에서 올바른 오행 순서가 확인되기 전까지는 양측에 침을 놓지 않는다.

금순서와 목순서 침혈을 몸 한측에 결합하는 것도 비효율적이다. 한 가지 순서가 개인에게 최적이라면, 다른 순서를 도입하는 것은 혼란을 초래하여 잠재적 효과를 상쇄시키고, 기껏해야 일시적인 개선만을 가져올 수 있다.

제 3 장은 교과서와 숙련된 한의사들의 합의에 기반하여 혈자리의 위치를 상세히 설명하였다.

제 4 장에서는 둘체질침이 통증 및 다양한 질환을 치료하는 임상 결과를 사례 연구를 통해 탐구한다. 광범위한 통증 질환과 기능적 장애가 양과 음의 천부혈을 활용하여 치료됨을 확인 되므로, 둘체질침의 다재다능함은 통증과 염증 완화뿐만 아니라 신체의 내부 및 외부 기능을 개선하는 데까지 확장됨을 보여준다.

오행을 가장 잘 나타내는 천부혈을 사용하여, 한의사는 이 기본 범주에 직접 영향을 미칠 수 있다. 이 독특한 접근법은 둘체질침법이 추가적인 치료 없이도 놀라운 효능으로 광범위한 건강 문제를 해결할 수 있도록 한다. 신체의 자연스러운 리듬과 복잡성에 맞추어, 둘체질침법은 가장 전체적이고 효과적인 치료법 중 하나로 자리 잡고 있다.

침법 역사상 이렇게 간단하게 시행한 적은 없었다. 이러한 점들은 한의사들이 환자를 치료하는데 획기적인 치료방법이 아닐 수  없다.

## 둘체질침법 치료의 관점

침혈은 다양한 비유를 통해 설명할 수 있으며, 이를 통해 그 기능과 중요성을 이해할 수 있다. 생체분자학 이론은 침법이 작용하는 과학적 원리를 설명하지만, 논리적 비유는 그 메커니즘에 대한 직관적인 통찰을 제공한다.

(1) 네트워크의 주요 교차점으로서의 침혈. 침혈은 광대한 상호 연결망의 핵심 교차점으로 작용하며, 정보가 모이고 재분배되는 곳이다. 침혈은 기차와 버스가 도착하여 승객을 교환하고 먼 곳으로 다시 떠나는 중앙역, 예를 들어 합동역과 같다. 이렇게 높은 활동과 의사소통이 교차하는 지점이 가장 큰 영향을 미치는 곳이다. 이러한 노드를 자극함으로써 침 치료는 특정 문제를 직접적으로 해결하는 동시에 관련된 영역에도 영향을 미쳐 전체적인 치유 과정을 촉진한다.

(2) 주요 스위치로서의 침혈. 침혈은 또한 신체 생리학적 주요 스위치로 작용한다. 국소 부위나 특정 문제에만 영향을 미치는 소규모 스위치와 달리, 주요 스위치는 전체 시스템에 영향을 미친다. 이러한 주요 스위치는 종종 통증이나 불편이 느껴지는 부위에서 멀리 떨어져 있으며, 일반적으로 원위혈이 국소혈보다 더 효과적인 경우가 많다.

방의 조명 시스템을 비유로 들어보면, 전구는 천장에 있지만 스위치는 입구 근처, 손이 닿기 쉬운 곳에 있다. 스위치는 전구 옆에 있지 않다. 마찬가지로, 우리가 본능적으로 불편이 느껴지는 부근에서 해결책을 찾으려 하지만, 실제로는 신체의 다른 곳에서 주요 스위치를 발견할 수 있다.

(3) 과녁의 중심점 또는 스위트 스팟(안점 타점 영역)으로서의 침혈. 침혈은 과녁의 중심점이나 스포츠에서의 스위트 스팟에 비유될 수 있다. 과녁의 중심은 주위를 맞히는 경우보다 더 좋은 결과를 제공한다. 마찬가지로, 야구, 골프, 테니스와 같은 스포츠에서 배트, 클럽, 또는 라켓의 스위트 스팟을 정확히 맞히면 정확도, 효율성, 그리고 충격이 극대화된다. 홈런을 치거나, 홀인원을 하거나, 에이스 서브를 성공시키는 것이 단순히 근처를 맞히는 것보다 훨씬 낫다. 이상적인 침혈을 자극하면 극적이고 지속적인 완화 효과를 얻을 수 있다.

(4) 조임끈으로서의 침혈. 또 다른 비유로, 침혈은 조임끈에 비유될 수 있다. 조임끈을 당기면 어망의 입구가 닫혀 그 안에 갇힌 물고기를 잡는다. 마찬가지로, 주요 침혈 하나를 자극하면 관련된 경로를 활성화하고 조정하여 신체 전체에 파급 효과를 만든다. 이러한 상호 연결성은 침 치료가 균형을 회복하고 치유를 촉진하는 효율적이고 전체적인 접근 방식으로 만든다.

오행 이론은 문제 중심이 아니라 사람 중심이다. 음양과 유사하게, 오행은 넓고 상호 연결된 범주를 나타낸다. 동아시아 의학에서 인체는 목, 화, 토, 금, 수로 구성되어 있으며, 이는 다양한 생물학적 및 생리학적 시스템에 대응한다. 해부학이 심혈관, 호흡, 소화, 신경, 내분비, 근육, 골격, 림프, 비뇨 및 생식 시스템을 포함하는 것처럼, 오행은 인간 건강과 기능의 기초를 형성한다.

둘체질침은 체질적 원리에 깊이 뿌리를 두고 있다. 이는 최적의 혈이 한 번 결정되면 그 사람이 평생 동안 변하지 않기 때문이다. 체질은 시간이 지나도 변하지 않으므로 과거에 효과가 있었던 치료는 현재와 미래에도 계속 효과적일 것이다. 이러한 일관성은 체질 의학이 지속적인 해결책을 제공할 수 있음을 보장한다.

이 천부혈은 개인의 체질과 본질적으로 연결되어 있으며, 잠재적으로 유전자에 암호화되어 있을 수 있다. 그 결과, 둘체질침은 과학적으로 검증 가능한 접근법 중 하나로 돋보인다. 두 가지 천부혈 세트만 존재하므로, 시간이 지나도 동일한 혈을 일관되게 적용할 수 있으며 변동성이 낮다. 금순서와 목순서 같은 혈은 플라시보 (속임약) 혈과 비교할 수 있어 변화를 객관적으로 측정할 수 있다. 천부혈은 다양한 질환을 다룰 수 있기 때문에 그 객관적인 효과를 더 쉽게 정량화할 수 있다.

침혈의 선택은 전략적이고 개인화되어야 한다. 특정 침혈 하나가 허리 통증, 감기나 독감, 두통, 또는 갱년기 열감과 같은 흔한 질환에 대해 보편적이고 신뢰할 수 있는 효과를 나타낸다는 증거는 아직 발견되지 않았다. 침 치료의 오랜 역사에도 불구하고, 침혈의 효과는 주로 개인의 증후군에 따라 달라진다. 그러나 둘체질침은 복잡한 진단 과정을 간소화한다.

침혈의 선택은 전략적이고 개인 맞춤형이어야 한다. 요통, 감기 또는 독감, 두통, 또는 열감과 같은 일반적인 질환에 대해 전 세계적으로 일관되게 효과를 발휘하는 특정한 침혈은 존재하지 않는다. 침 치료의 오랜 역사에도 불구하고, 침혈의 효과는 개인의 증후에 크게 의존해 왔다.

그러나 둘체질침은 선택지가 두 가지뿐이기 때문에 진단의 복잡성을 우회한다. 가장 최적의 침혈만을 전략적으로 선택함으로써, 한의사는 신체의 생리적 조화를 정렬하여 더 효과적인 치유를 도모할 수 있다. 둘체질침은 단순하면서도 필수적인 핵심 혈을 확인하였다.

침혈을 무작위로 자극하는 것은 효과가 없을 뿐 아니라 신체 생리의 조화를 방해할 수 있다. 잘못 선택된 침혈은 신체의 조화를 혼란스럽게 하여 효율적인 기능을 저해할 수 있다. 과도한 침혈을 사용하거나 최적화되지 않은 침혈을 자극하는 것은 피아노나 컴퓨터 키보드에서 무작위로 키를 누르는 것과 같다. 일부 올바른 키가 포함되더라도, 상충되고 관련 없는 입력들로 인해 혼란만 야기되어 조화로운 결과를 얻지 못한다. 좋은 소식은 잘못된 혈을 사용하더라도 증상을 악화시키지 않고 단지 효과가 없을 뿐이라는 것이다.

임상적으로나 한의원 외부에서 잘못된 혈을 사용했을때 유익한 효과를 나타내지 않거나 그 효과가 제한적이었지만, 그 사용은 부작용을 초래하지 않았다. 둘체질침의 초창기 시행착오 과정의 아름다움은 잘못된 점이 해를 끼치지 않았다는 점이다. 잘못된 점들은 단지 효과가 없었고, 이를 통해 최적의 점을 식별하는 방향으로 계속해서 개선될 수 있었다. 일단 올바른 점이 발견되면, 그것은 반복 가능하고 효과적임을 입증했다.

치료 효과를 강화하기 위해 오행혈 이외의 혈을 추가하는 것은 유리하다. 그러나 추가하기 전에 반드시 금순서나 목순서를 먼저 확인해야 한다. 이렇게 하면 올바른 순서를 검증한 후, 효과가 없을 수 있는 오행 이외의 혈을 추가할 수 있다.

## 둘체질침과 세계 의학

둘체질침은 오행의 방대한 원리에 뿌리를 둔 종합적인 시스템이다. 이는 동일한 오행 또는 체질 이론에 직접 또는 간접적으로 연관된 세계 의료 체계로의 관문 역할을 하며, 서로를 보완하는 역할을 한다.

둘체질침은 17 세기 사암도인이 창안한 사암침법과 1893 년 이제마 선생이 개발한 한국의 사상체질의학을 포함한 현대 및 고대 의학과 통합된다. 둘체질침은 사암도인의 기술을 확장하면서 경락과 오운육기의 개념을 대체한다. 개인의 체질을 중심으로 한 오행의 활용은 침법을 더욱 신뢰할 수 있고 설명하기 쉽게 만든다.

한국의 사상 체질 한약, 그리스-로마의 우나니 사조 기질 의학, 그리고 인도의 아유르베다 의학 사이에는 심리적, 생리적, 신체적 특성을 아우르는 공통된 진단 기준이 있다. 또한, 4 가지 사회 방식 (주도형, 표현형, 우호형, 분석형), DiSC (주도형, 사교형, 안정형, 신중형), 그리고 MBTI(마이어스-브릭스 16 유형 지표)와 같은 서양의 심리학적 프로파일링 도구들도 사상체질의 네 가지 체질과 유사한 기본 특성을 가지고 있다.

이는 세계의 고대 의학들이 동일한 체질을 관찰하고 치료해 왔음을 의미한다. 이러한 체질은 모든 인구에서 존재할 뿐만 아니라 분포 또한 유사한다. 진단 기준의 공통성 덕분에 치료 옵션이 확장되어 효능이 증가한다. 주요 세계 의학의 통합은 자연 건강 전문가들 간의 더 나은 이해와 소통을 가능하게 한다.

이제마 선생은 자신의 시대에서 한 세기가 지난 후, 한의사가 사상체질 각각에 해당하는 특정 혈을 발견할 것이라고 예견하였다. 그 시간이 이제 도래했다. 지난 20 년간 로스앤젤레스 근교에 위치한 나의 클리닉에서 12,000 명 이상의 환자들을 대상으로 임상 관찰을 통해 사상체질의 혈이 검증되었다. 금순서와 목순서를 활용한 둘체질침의 성공과 이제마 선생의 체질 혈이 결합됨으로써 그의 예언이 실현되었다.

이제마 선생의 연구는 음식을 비롯한 한약재를 사상체질에 따라 분류함으로써, 장기 이론을 통해 징후를 다루는 것 외에도 개인의 고유한 생리와 조화를 이루도록 하여 그 효능을 획기적으로 향상시켰다. 둘체질침과 사암침법을 결합함으로써, 이제마 선생이 제시한 체질별 대소장기가 오행의 허실 상태와 직접적으로 연관되어 있다는 것이 입증되었다.

이 체질 혈은 단순히 증상을 완화하는 데 그치지 않고, 동일한 사상체질에 맞춘 한약 처방과 식이 요법 추천도 가능하게 했다. 침법, 식이 요법, 한약을 오행을 기반으로 한 통합 이론으로 결합한 것은 동아시아 의학 역사에서 획기적인 성과를 의미한다. 과거에는 침법과 한약이 각각 별개의 이론적 틀을 따랐으며, 침법은 경락 이론을, 한약은 장부 이론을 기반으로 했다. 그러나 체질학이라는 틀 아래에서 이 두 체계는 이제 오행 이론과 통합되어 더욱 전체적인 치료 접근법을 제공한다.

침법을 넘어 체질 의학은 개인의 타고난 체질에 맞춘 음식과 한약으로 확장된다. 체질은 개인의 유전적 프로파일을 반영하며 평생 변하지 않는다. 네 가지 주요 체질 각각은 고유한 방식으로 항상성을 유지하고, 정상적인 생리 기능을 지원하며, 기능 장애나 질병을 예방한다.

개인의 체질에 맞춰 음식과 한약재를 조화롭게 사용하면, 유전자가 최적의 방식으로 발현되고 세포 과정이 효과적으로 조절될 수 있는 이상적인 분자 환경이 만들어진다. 이러한 접근법은 부작용을 피하고,

신체의 자연 치유 메커니즘을 강화하며, 치료가 안전하고 지속 가능하도록 보장한다.

예를 들어, 소양인(소양체질)은 토와 금의 오행이 과다하고 목, 화, 수의 오행이 부족한 체질이다. 이러한 불균형은 정상 범위 내에서는 문제가 되지 않으며, 단지 변형에 불과하다. 그러나 과다한 오행이 지나치게 많아지고 부족한 오행이 더욱 뚜렷해 지며, 기능 장애와 질병이 발생한다. 오행의 오수혈을 자극하고 적절한 음식과 한약을 사용하면 균형을 회복시켜 모든 오행을 건강하고 정상적인 범위로 되돌린다.

침법, 식이 요법, 한약을 통해 동아시아 체질 의학의 강력한 효과를 목격한 후, 다음 단계는 더욱 넓은 세계의 전체적인 의학을 탐구하는 것이다. 동아시아 의학은 체질 침법, 식이 요법, 한약을 통합적인 접근법으로 다루며, 세계 의료 전통을 통합할 수 있는 열린 문을 제공한다. 이제 전 세계 고대 의학 시스템의 핵심적인 작업들은 서로 관계를 맺으며, 더 효과적으로 이해될 수 있다.

《사상체질 침법: 진단과 사침법》은 사상체질 침법과 진단에 대한 능력을 더욱 향상시킨다. 이 지식을 바탕으로 다양한 세계 의학 전통을 통합하는 것이 달성 가능한 목표가 된다. 진단 기준이 동일하기 때문에, 사침법을 사용하여 질병을 개선함으로써 세계 의학에서 존재하는 체질을 검증할 수 있다. 이후 식별된 체질에 맞춘 의약을 적용하여 세계 의학을 통합할 수 있다.

인체는 본래 복잡하며, 의학 분야 또한 마찬가지이다. 그러나 전 세계에서 실천되는 자연 의약의 강점은 이러한 복잡성을 수용하고 이를 다룰 수 있는 능력에 있다. 그 포괄성은 그것이 전체적인 접근법을 가능하게 하는 요소이다. 침 혈자리, 음식 재료, 한약 등 각 구성 요소는 신체에 여러 가지 영향을 미친다고 여겨진다.

어떤 것도 고립되어 작용하지 않으며, 하나의 분자조차도 다양한 영향을 미친다. 이러한 다원성을 수용하고 이를 다룸으로써 자연 의약은 최소한의 부작용 또는 부작용 없는 치료법을 발견하였다. 이러한 치료법들이 결합될 때, 그들의 포괄적인 특성은 신체 기능의 최적화를 더욱 향상시킬 수 있다.

일반화는 세부 사항을 자동으로 정렬하는 데 도움을 준다. 이는 자연 의약이 신체의 고유한 치유 능력을 지원하는 데 중점을 두기 때문이며, 이를 대체하려고 하지 않기 때문이다. 자연 의약은 특정 문제를 다룰 수 있지만, 그 진정한 강점은 개인 중심의 접근 방식에 있다. 자연 의약은 신체의 유전자와 세포 과정의 자동화를 활용한다. 이 최적화를 향상시킴으로써 신체는 스스로 치유된다. 사람 중심의 접근은 신체 기능을 대체하는 대신 이를 지원하고 강화한다.

신체가 스스로 치유하도록 맡기는 이 철학은 자연 의약이 인간 생리학의 복잡성을 다루기 위한 안전하고 효과적인 방법을 개발하게 했다. 개인 중심의 치료는 신체 기능을 대체하는 개입에 비해 회복을 돕는 데 있어 더 높은 효능을 지속적으로 보여주었다.

"동병이약(同病異藥), 이병동약(異病同藥)." 이 원칙은 체질 의학의 철학을 뒷받침한다.

이병동약(異病同藥): 개인에게 맞는 올바른 분자 환경을 제공하면 다양한 질환을 치료할 수 있다. 자연 의학은 신체의 내재적 치유 능력을 지원하며, 직접 개입하지 않기 때문이다. 예를 들어, 특정 체질에 맞춰

조제된 균형 잡힌 한약 처방은 전반적인 생리적 조화를 증진시켜 여러 증상을 완화할 수 있다.

동병이약(同病異藥): 같은 질환이라도 개인의 체질에 따라 치료법이 달라진다. 예를 들어, 계피, 생강, 강황과 같은 온열성이 있는 약재는 냉한 체질로 분류되는 소음인에게 효과적이며, 과민성 대장 증후군(IBS)과 같은 질환을 완화할 수 있다. 반대로, 민트, 오이, 셀러리, 알로에 베라와 같은 냉성 성분은 따뜻한 체질로 분류되는 소양인에게 적합하며, 동일한 질환에 대한 완화를 제공한다.

체질에 맞지 않는 약재를 사용하면 일시적인 완화는 가능하지만, 장기적으로는 증상의 악화나 효과 감소로 이어질 수 있다. 따라서 체질의 차이를 이해하고 아는 것이 지속 가능하고 통합적인 치유를 위해 매우 중요하다.

요약하자면, 체질 의학과 전략적으로 선택된 침혈은 정밀하고 효과적이며 지속 가능한 치료를 제공한다. 개인의 고유한 유전적 및 생리적 특성을 존중함으로써, 한의사는 위험을 최소화하며 최적의 건강 결과를 달성할 수 있다.

## 참고 추가

### 둘체질침법을 제공하는 단계의 요약

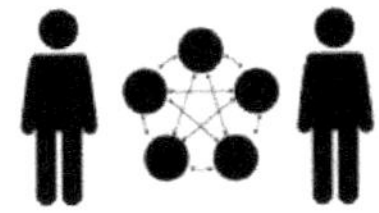

1. 양혈 또는 음혈 중에서 임의로 선택한다.
2. 몸의 오른쪽 또는 왼쪽 중에서 임의로 선택한다.
3. 양경이면 금순서 혹 음경이면 목순서 세트를 두 번까지 침을 놓는다.
4. 유침 시간은 25-30분이다.
5. 효과가 없으면 같은 쪽에 양경이였으면 목순서 혹 음경이였으면 금순서 세트를 최대 2회 침을 놓는다.

# 참고 문헌

Lee, David. *Tetrasoma Acupuncture: Four Constitutional Diagnosis and Four Needle Technique*. Createspace. Los Angeles. 2015.

.

Lee, David. *Tetrasoma Diet for Four Body Types*. Createspace. Los Angeles. 2015.

이동웅. 체질음양론. 서울, 한국. 1999.

Lee, Dong W. *Physical Constitution by Yin-Yang Theory*. Seoul, Korea. 1999.

www.ingramcontent.com/pod-product-compliance
Ingram Content Group UK Ltd.
Pitfield, Milton Keynes, MK11 3LW, UK
UKHW021246031026
15588UKWH00001B/284

9 798348 554798